专家与您面对面

小儿智能发育迟缓

主编／申淑芳　尹彩霞　张晓慧

U0213664

中国医药科技出版社

图书在版编目（CIP）数据

小儿智能发育迟缓 / 申淑芳，尹彩霞，张晓慧主编 . -- 北京：中国医药
科技出版社，2016.1
（专家与您面对面）
ISBN 978-7-5067-8034-6

Ⅰ. ①小… Ⅱ. ①申… ②尹… ③张… Ⅲ. ①儿童 – 智力发育 – 发育异
常 – 防治 Ⅳ. ① R339.3

中国版本图书馆 CIP 数据核字 (2015) 第 311442 号

专家与您面对面——小儿智能发育迟缓

美术编辑　陈君杞
版式设计　大隐设计

出版　中国医药科技出版社
地址　北京市海淀区文慧园北路甲 22 号
邮编　100082
电话　发行：010-62227427　邮购：010-62236938
网址　www.cmstp.com
规格　880 × 1230mm $^1/_{32}$
印张　5 $^1/_2$
字数　90 千字
版次　2016 年 1 月第 1 版
印次　2016 年 1 月第 1 次印刷
印刷　北京九天众诚印刷有限公司
经销　全国各地新华书店
书号　ISBN 978-7-5067-8034-6
定价　19.80 元
本社图书如存在印装质量问题请与本社联系调换

内容提要

小儿智能发育迟缓怎么防？怎么治？本书从"未病先防，既病防变"的理念出发，分别从基础知识、发病信号、鉴别诊断、综合治疗、康复调养和预防保健六个方面进行介绍，告诉您关于小儿智能发育迟缓您需要知道的有多少，您能做的有哪些。

阅读本书，让您在全面了解小儿智能发育迟缓的基础上，能正确应对小儿智能发育迟缓的"防"与"治"。本书适合小儿智能发育迟缓患者及家属阅读参考，凡患者或家属可能存在的疑问，都能找到解答，带着问题找答案，犹如专家与您面对面。

专家与您面对面

丛书编委会（按姓氏笔画排序）

前言

"健康是福"已经是人尽皆知的道理。有了健康，才有事业，才有未来，才有幸福；失去健康，就失去一切。那么什么是健康？健康包含三个方面的内容，身体好，没有疾病，即生理健康；心理平衡，始终保持良好的心理状态，即心理健康；个人和社会相协调，即社会适应能力强。健康不应以治病为本，因为治病花钱受罪，事倍功半，是下策。健康应以养生预防为本，省钱省力，事半功倍，乃是上策。

然而，污染的空气、恶化的水源、生活的压力等等，来自现实社会对健康的威胁却越来越令人担忧。没病之前，不知道如何保养，一旦患病，又不知道如何就医。基于这种现状，我们从"未病先防，既病防变"的理念出发，邀请众多医学专家编写了这套丛书。丛书本着一切为了健康的目标，遵循科学性、权威性、实用性、普及性的原则，简明扼要地介绍了100种疾病。旨在提高全民族的健康与身体素质，消除医学知识的不对等，把健康知识送到每一个家庭，帮助大家实现身心健康的理想。本套丛书的章节结构如下。

第一章 疾病扫盲——若想健康身体好，基础知识须知道；

第二章 发病信号——疾病总会露马脚，练就慧眼早明了；

第三章 诊断须知——确诊病症下对药，必要检查不可少；

第四章 治疗疾病——合理用药很重要，综合治疗效果好；

第五章 康复调养——三分治疗七分养，自我保健恢复早；

第六章 预防保健——运动饮食习惯好，远离疾病活到老。

　　按照以上结构，作者根据在临床工作中的实践体会，和就诊时患者经常提出的一些问题，对100种常见疾病做了系统的介绍，内容丰富，深入浅出，通俗易懂。通过阅读，能使读者在自己的努力下，进行自我保健，以增强体质，减少疾病；一旦患病，以利尽早发现，及时治疗，早日康复，将疾病带来的损害降至最低限度。一书在手，犹如请了一位与您面对面交谈的专家，可以随时为您答疑解惑。丛书不仅适合患者阅读，也适用于健康人群预防保健参考所需。限于水平与时间，不足之处在所难免，望广大读者批评、指正。

编者

2015 年 10 月

目录

第1章 疾病扫盲
——若想健康身体好，基础知识须知道

什么是智能发育迟缓 / 2

智力也能遗传吗 / 2

何谓智力，儿童智能结构包括哪些 / 4

儿童智力测验有何局限性 / 4

婴儿期智力发育有什么特点 / 5

幼儿期智力发育有什么特点，如何评价其智力 / 7

学龄前儿童智力发育有什么特点 / 8

儿童智力发展有哪些关键期，其对开发儿童智力
    有什么益处 / 10

非智力因素与智力因素有什么关系 / 12

家用电器影响优生吗 / 13

染色体异常可致孩子智力低下吗 / 15

为何高龄产妇容易生痴呆儿和畸形儿 / 16

妊娠前使用哪些药物影响优生 / 17

碘对胎儿有何重要意义 / 18

吸烟对优生有什么影响 / 19

妇女酗酒影响优生吗 / 20

胎教能增智吗 / 21

为何有的宝宝生下来就是个弱智儿 / 22

哪些因素可导致小儿发育障碍 / 23

何谓宫内发育迟缓，有何危害 / 25

铅对儿童智力有什么影响 / 26

何时为小儿智力发育的重要时期，其与各种营养素的
　关系怎样 / 29

必需脂肪酸与婴幼儿智力发育有什么关系 / 29

第2章　发病信号
——疾病总会露马脚，练就慧眼早明了

智能发育迟缓的临床表现及分级 / 32

孕妇患风疹会殃及胎儿吗 / 33

孕妇发烧对优生有什么影响 / 35

怎样防治乙肝病毒垂直感染 / 36

糖尿病患者妊娠对优生有什么影响 / 38

新生儿肺炎会影响小儿智力吗 / 40

新生儿低钙血症对智力有影响吗 / 41

新生儿窒息对小儿智力有影响吗 / 42

过期产儿智力会受影响吗 / 44

早产儿的智力发育会受影响吗 / 44

新生儿黄疸影响小儿智力吗 / 46

缺氧缺血性脑病对小儿智力有影响吗 / 47

新生儿败血症对小儿智力有影响吗 / 48

小儿惊厥会影响智力发育吗 / 50

麻疹脑炎对小儿智力有影响吗 / 52

水痘脑炎对小儿智力有影响吗 / 53

狂犬病会影响小儿智力发育吗 / 54

流行性腮腺炎会影响小儿智力发育吗 / 57

钩端螺旋体病会影响小儿智力吗 / 58

精神性厌食对小儿智力有影响吗 / 60

屏气发作会影响小儿智力吗 / 62

口吃会影响儿童智力发育吗 / 63

婴儿孤独症会影响小儿智力发育吗 / 65

小儿多动症会影响小儿智力发育吗 / 66

21-三体综合征对小儿智力有影响吗 / 67

猫叫综合征对小儿智力有影响吗 / 69

苯丙酮酸尿症对小儿智力有影响吗 / 70

地方性呆小病对小儿智力有影响吗 / 71

小儿肥胖症会影响智力发育吗 / 72

第3章 诊断须知

——确诊病症下对药，必要检查不可少

智能发育迟缓的诊断原则 / 76

B超检查会影响胎儿健康发育吗 / 77

孕妇X线检查会致小儿智力低下吗 / 79

你知道产前诊断对优生的重要作用吗 / 80

怎样评价儿童智力发育水平，评价有何意义 / 81

怎样评价婴儿智力 / 83

学龄前儿童智力怎样评价 / 83

家长可以自测小儿智力发育吗 / 83

第4章 治疗疾病

——合理用药很重要，综合治疗效果好

何谓早期智力开发，早期教育有什么原则 / 85

怎样促进婴儿的智力发育 / 90

如何开发幼儿的智力 / 91

如何开发学龄前期儿童的智力 / 93

学龄期儿童智力发育有什么特点 / 95

如何培养学龄期儿童的智能 / 97

第5章 康复调养
——三分治疗七分养，自我保健恢复早

如何才能预防遗传病 / 104

为何要特别注意成形期保护 / 105

怎样预防宫内发育迟缓 / 106

剖宫产出生的孩子是否更聪明 / 107

地西泮中毒对小儿智力有影响吗 / 108

儿童早期教育的重点 / 109

使孩子成"龙"，还是成"虫" / 111

你知道离异家庭对孩子智力的影响吗 / 113

怎样使孩子专心 / 115

如何防止孩子性格孤僻 / 118

儿童学习要培养理解能力吗 / 120

母爱对小儿智力的影响是如何的 / 123

家庭环境对小儿智力的影响是如何的 / 124

社会环境对小儿智力发育的影响是如何的 / 125

第6章 预防保健
——重视预防保健，实现优生优育

为何要婚前检查 / 130

哪些妇女暂时不宜怀孕 / 131

口服避孕药会影响优生吗 / 132

叶酸与胎儿神经管畸形有何关系 / 133

孕妇补充维生素 A 过多对胎儿有什么危害 / 134

孕妇怎样运动锻炼才有利于胎儿健康发育 / 136

孕妇如何进行家庭自我监护 / 137

孕妇应如何合理饮食才有利于优生 / 139

孕妇情绪会影响胎儿吗 / 140

如何看待保胎及保胎药物对优生的影响 / 143

为保证早产儿智能发育，应怎样供给其所需的营养素 / 144

锌与儿童智能有什么关系，如何预防锌缺乏症或锌中毒 / 145

微量元素硒缺乏或过量会影响小儿智力发育吗 / 147

锰缺乏或中毒会影响小儿智力发育吗 / 148

钴缺乏或中毒对小儿智力发育有影响吗 / 150

怎样预防小儿铜不足或过量 / 152

维生素 B_1 缺乏症会影响小儿智力吗 / 152

烟酸缺乏症会影响小儿智力吗 / 153

维生素 B_6 缺乏病及依赖病对小儿智力有影响吗 / 154

维生素 B_{12} 缺乏所致的营养性巨幼细胞性贫血对小儿智力
　有影响吗 / 155

缺铁性贫血会影响小儿智力发育吗 / 157

怎样预防婴儿期蛋白质不足 / 158

怎样恰当地供给婴幼儿必需的脂肪酸 / 159

怎样恰当地供给婴幼儿所需的碳水化合物 / 160

如何保证幼儿期儿童智力发育所需的营养 / 160

如何保证学龄前期儿童智力发育所需的营养 / 161

第 1 章

疾病扫盲

若想健康身体好，基础知识须知道

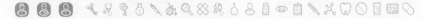

什么是智能发育迟缓

智能迟缓（MR）是发生在发育时期内，一般智力功能明显低于同龄水平，同时伴有适应能力缺陷的一组疾病。智商（IQ）低于人群均值 2.0 标准差（人群的 IQ 均值定为 100，一个标准差的 IQ 值为 15），一般 IQ 在 70（或 75）以下即为智力明显低于平均水平。适应能力包括个人生活能力和履行社会职责两方面。发育时期一般指 18 岁以下。

智能发育迟缓的病因包括生物医学因素和社会心理文化原因。包括感染、中毒、脑的机械损伤和缺氧、代谢、营养和内分泌疾患、脑部大体疾病、脑的先天畸形或遗传性综合征、染色体畸变、围生期其他因素、伴发于精神病、社会心理因素、特殊感官缺陷和病因不明等。

智力也能遗传吗

人们从家谱的研究中发现，天才往往具有家庭聚集倾向。我国历史上的"三苏"在文学上都有很深的造诣。智力是不是也能遗传？单卵双胞胎具有几乎相同的遗传基因，将其与双卵双胞胎比较，就可以了解智力与遗传有无关联。在不同环境下长大的单卵双胞胎之间进行比较研究，就可以了解遗传在智力方面有多大的决定意义。通过这一研究方法，人们现在发现，智力与遗传确有关联，智商的 70% 由遗传决定。据中国科学家测定，中国儿童智力的遗传度为64.3%，其中学龄前儿童约为 65.6%，学龄期儿童为 63.0%。有意思的是，一些遗传疾病患者或遗传病基因携带者的智力水平高于正常人。例如，对于与遗传有关的高度近视，美国曾对 2527 名高中生进行研究，发现遗传性近视的学生智力比一般学生高，甚至于在其中大多数还没有形成近视眼时，他们的智商就已经高于其他同学了。目前，对于这些遗传病伴高智商儿的现象尚无科学完备的解释，但它从另一个方面提示了智力与遗传相关。

不管智力与遗传的关系有多密切，毕竟智力是多基因遗传，环境因素仍积极影响智力。在狼群哺育下长大的"狼孩"在重回人类社会并经过十几年的学习，也只能像年幼的孩子那样吃东西和玩耍，也只能学到廖廖无几的几个单词的事例就向我们展示环境因素的分量。可以说：遗传只是智商的潜在值，而不是智商的绝对值。它为智力的发育提供了潜在的物质基础，只有在环境因素的作用下，特别是后天早期良好、适时的教育刺激下，才能充分开发智商的潜力，使其转化为具有社会效益的智商。两者是相互联系、缺一不可的。

何谓智力，儿童智能结构包括哪些

智力是人所特有的一种综合智慧和才能的心理活动，是人的认识能力，包括感知事物的能力、记忆能力、想象能力、思维能力和创造力等，也就是我们通常所说的聪明程度。

儿童智能结构一般概括为四个方面：①动作能：反映小儿的姿态、头的平衡、坐、立、爬、走、跑、跳及使用手指的能力，这些运动能力构成了对小儿成熟程度估计的起始点。②应物能：反映小儿对外界事物的分析和综合的能力，也就是运用过去的经验来解决新的问题。③言语能：反映小儿听、理解和语言的表达能力。④应人能：反映小儿生活能力和与人交往的能力，与神经运动和智力的完整性有关。

儿童智力测验有何局限性

儿童智力测验是通过动作、作业、回答问题、做算术题、拼图、理解词义等方面进行的，是间接的测定方法，故有其局限性。其局限性在于：①智力测验无法测定儿童的智力潜能，它只能测定儿童智力的表现，即使是测量智力的表现，也难以用有限的测验题目确切地说明智力的全部情况。②智力测验只能测量一定时期内智力的某种表现，而不能预定人的智力发展，企图通过一次智力测验决定一个人的终生发展前途是不正确的，而且是有害的。③智力测验的可靠性在很大程度上决定于它是怎样设计的，只有设计周密、细致、有较高科学意义的方法才是可靠的。另外，项目的设计受设计者的国籍、文化状态等的影响。④智能检查时，不一定能得到满意、较客观的结果，常与孩子的主观情绪、检查环境等有关。总之，各种智能检查方法都不能作为评价儿童智力水平的唯一标准，必须结合儿童在日常生活中所表现出来的各种能力，以及学校老师、家长和邻居对孩子智力的评价，通过分析和综合，才能得出较客观的结论。

婴儿期智力发育有什么特点

生后第一年的婴儿期变化是巨大的：作为人类特点的直立行走、双手动作、言语交际的能力，经过逐步发展，开始出现；感觉（视听觉、味觉及皮肤温触觉）也比较迅速地发展，知觉开始出现，开始有了比较明显的注意力和初步的记忆能力。其动作发展规律为：①从整体动作到分化动作，如从双手无目的的乱动到单手有目的的动作。②从上部动作到下部动作，依次出现抬头、翻身、坐、爬、站立，以至行走。③从大肌肉动作到小肌肉动作，如从头部、躯干动作到灵巧的手部小肌肉动作。④由正性动作到负性动作，如先握后放，先向前走后退着走。其中手的动作的发展是巨大的，而手的动作的发展推动了大脑结构和功能日趋完善，更有利于孩子智力水平提高。言语发育经历了以下阶段：①发音阶段（1～3个月）；②牙牙学语阶段（4～9个月）；③理解说话阶段（7、8～11、12个月）；④开始说话阶段（9～12个月）。感觉迅速发展：如婴儿的视力随年龄的增长改变明显，1个月开始出现头眼协调，眼在水平位置上在90°内随物转移，3个月时协调更好并开始辨别物体大小及形状，9个月时能较长时间看3～3.5m内的人物活动。知觉是在感觉的基础上形成的一种智力活动，它与感觉有紧密的联系，婴儿的知觉出现也很早，如半岁左右的婴儿已经学会了对深浅的认识。随着年龄的增长，神经系统不断地成熟，婴儿的记忆能力越来越明显，如1～4个月的婴儿如手中的玩具被人拿走而无表示，而到4～8个月时则有有所失的表现，甚至会作极短暂的寻找行为，而8～12个月时就会较长时间去寻找。其记忆特点一是记忆内容少，只限于日常接触的少数人和事；二是记忆时间较短，一般只能保持几天。思维是人脑对客观现实间接地和概括地反映，婴儿期的思维活动只能说是一种萌芽。这些都是婴儿期智力发育的特点。

幼儿期智力发育有什么特点，如何评价其智力

生后第二三年的幼儿期智力发育是在婴儿期所获得成就的基础上发展起来的，在此期间，儿童的智力发展有极其重大的变化。主要特点如下：①学会了许多新的随意动作，如独立行走、跑、跳等，手的动作变得更精巧，2 岁能拿小匙吃饭，3 岁会用小手串珠子，还会用笔画圈圈。②口语迅速发展，不但能理解成人的言语，也能够运用语言与成人进行最简单的交流，此期是儿童学习口头言语的关键时期，这时若忽略，以后往往很难弥补。2 岁时掌握的词汇有 200 个左右，3 岁时就可达 1 000 个左右。③由于动作和言语的发展，幼儿开始了最初的游戏活动，同时逐步有可能开始进行最简单的模拟活动和自我服务劳动（吃饭、洗手、穿简单衣服等）。爱模仿是儿童的天性，1 岁多的幼儿已经通过模仿学会玩游戏，随着年龄的增长和想象力的发展，其游戏的内容会越来越丰富。④自我意识萌芽，智力活动带上了一点随意性，儿童开始认识自己就是自我意识的萌芽，人称代词"我"的出现是儿童认识自己的一个转折点，3 岁左右的幼儿才会开始用"我"这个人称代词来表示自己，也就是说开始有了自我意识。⑤表现出独立行动的愿望，开始出现最简单的想象，

记忆的时间较婴儿期加长，但仍无目的，思维处于低级阶段，为直觉行动思维。⑥感知觉也有明显发展，如能辨别几种基本颜色等。

评价幼儿智力就是依据上述智力发育特点，评价的方法基本同评价婴儿智力的方法，其枢纽龄为 15 月、18 月、2 岁、3 岁。

学龄前儿童智力发育有什么特点

学龄前期（3 ~ 6 岁）是儿童在幼儿园接受教育的时期，其智力发育是迅速的，有如下特点：①随意运动的发展：其运用大肌肉的控制能力不断改善，学会运用正确的姿势跑，并能听信号改变速度和方向跑，能保持躯体平衡，学会在平行线中间或平衡木上行走。②言语发展：主要发展词汇量，学会连贯地表达自己的思想，其语音逐渐正确，词汇逐渐丰富，4 岁儿童掌握 600 ~ 2 000 个词，5 岁时为 2200 ~ 3000 个词，而 6 岁时为 3000 ~ 4000 个词，从 3 岁到 6 岁，词汇量增加了近 3 倍，词类渐次增多，语法复杂化，已出现大量的复合句。口语表达能力迅速提高，他们的讲话逐渐变得连贯起来，流畅起来，内部语言开始萌芽。内部语言是思考时用的言语，不是用来同别人交际的，而是对自己发出的言语，学前期出现出声的自言自语，他们往往一面玩游戏，一面自言自语。③感知觉进一步发展，如5～6岁能以自己为中心辨别左右方位，对颜色的色度开始区别。④形象思维和形象记忆的发展：形象思维是借助于事物的形象和表象来实现对事物的概括性认识，其特点是离不开具体事物和形象。3岁以后儿童开始利用头脑中的形象进行思维，形象思维是此期儿童思维的特点，如学计算时，用物体的具体形象（实物或图形），能较好地掌握数的实际意义。此期儿童的记忆是形象记忆，他们对具体形象的东西比较注意，也容易记忆，其记忆在游戏中或者通过讲故事的方式能得到较好的效果，而单跟他们讲抽象的道理是不容易记牢的。⑤游戏、学习和劳动：此期主要的活动是游戏，各种游戏活动有利于儿童智力的发展，孩子的许多学习活动是寓于游戏之中的。学习对于此期儿童不是主要任务，多在游戏过程中不知不觉地学习，在压力不大的情况下，可进行有意识地教育。学前期儿童劳动的形式主要为自我服务劳动，如穿脱衣服、自己吃饭等。⑥想象和好奇喜问：此期儿童逐渐能按要求进行想象，其想象表现出一定程度的目的和意图，但有意想象还只初步发展。其想象有以下特点：想象容易与现实混淆；想象主题易于变化，如正在用积木搭大桥，忽而又想搭房子等；创造想象开始发展，但仅是萌芽阶段。好奇多问是学前期儿童的突出特点之一，会提出各种各样的问题，家长对于儿童的问题应耐心地，并用通俗、简洁的语言回答。⑦注意力和观察力的发展：此期儿童的无意注意已有高度发展，而且相当稳定，有意注意处于逐步形成的阶段，其注意的稳定性差，容易分散，范围较小，一般只注意事物外部较鲜明的特征和动作。其观察力缺乏随意性、独立性、细致性，持续性和稳定性较差，易受无关刺激的干扰而转移观察的目标，其观察的概括能力也较差。

总之，学前期儿童智力有了很大发展，在动作方面，可以连续行走 20 ~ 30 分钟而不感到疲倦，会跑、跳、攀登；手的动作更加灵巧，能用铅笔书写、画画，能使用剪刀一类的工具。在言语方面，词汇更加丰富，可以自由进行言语交际，初步掌握语法结构，开始产生内部言语，初步开始学习书面言语，言语对行为的调节机能也比以前增强了，因而使行为带上了一定的自觉性和计划。在心理发展方面，虽具体性和不随意性仍占主导地位，但抽象概括性和随意性也在逐步发展。儿童的个性倾向开始形成。

🧑 儿童智力发展有哪些关键期，其对开发 儿童智力有什么益处

大脑的发育和智力发展的速度相一致，3 岁以前大脑发展最快，以后逐渐减慢，5 岁以前即完成整个人脑发育的 80%，到 7 岁时大

脑的结构和功能基本接近成人，故7岁以前是智力发展的关键期，而以3岁以前更为关键。儿童在学习各种能力时都有关键期，在关键期学习起来较容易，效果也显著。其关键期有以下几方面：①出生后4～5个月是婴儿辨别生人和熟人的关键期。②2～3岁是口头语言发展的关键期，在正常语言环境中，这时儿童学习口语最快、最巩固，容易获得口头言语的能力。如果儿童在这个时期完全脱离人类的语言环境，其后很难再学会说话，狼孩的情况就是这样。③4～5岁是儿童学习书面言语的最佳期。④儿童掌握词汇能力在5～6岁时发展最快。⑤儿童掌握数字概念的最佳年龄是5岁至5岁半。⑥初生到4岁是儿童视觉发展的关键期，4岁是儿童对图像视觉辨认的最佳期。有斜视的婴儿，在3岁以前矫正了斜视，其立体感就能恢复，如果错过这个时机，就会成为永久的立体盲。⑦耳聋儿童如果在1岁前被发现而给他使用助听器，就能正常地学会语言发音。总之，7岁以前是人生最重要的一个时期，其习惯、知识、技能、言语、思想、情绪等都在此期打下基础，它是决定将来人格、体格的重要因素。

在智力发展中遗传是儿童智力发展的自然前提，环境和教育是儿童智力发展的决定条件，教育起着主导作用，抓住儿童各种能力发展的关键期，施行早期教育，为儿童创造更为优越的客观条件，儿童的智力潜力就会更充分地发挥，会起到事半功倍的效果，并可提高儿童的智商。超常儿童虽有比较好的先天素质，若不在关键期给以教育，将永远达不到他们原来应该达到的水平。

非智力因素与智力因素有什么关系

非智力因素从广义上讲包括智力因素以外的一切心理因素，主要由动机、兴趣、性格、情感、意志等五种基本心理因素组成，具体包括志向、成就动机、求知欲、表现欲、学习热情、责任感、荣誉感、义务感、自尊心、自信心、好胜心、独立性、坚持性(坚韧性)、自制性、群体性等15项因素。在孩子成长和学习的过程中，非智力因素的作用是十分重要的，主要表现在动力、导向、调节、强化等四个方面。非智力因素能够直接强化为学习动机，成为推动孩子学习的内在动力；能帮助孩子确定学习的目标，引导孩子主动自觉地学习，孩子愿意学什么、学习的程度往往取决于非智力因素；良好的非智力因素能使孩子保持勇于进取的学习精神，并能使孩子及时果断地纠正错误，改变不适宜的心理状态等；学习是艰苦的脑力劳动，在学习过程中，耐心观察，持久注意及记忆，积极想象，独立思考等，都必须有良好的非智力因素的强化作用才能完成，这种强化作用的突出表现就是恒心。

和智力因素一样，非智力因素也是人的高级心理活动，它对智力因素有重要的促进或阻滞作用，是"潜在"智力。良好的非智力因素能促进孩子的智力发育及成才，否则即使智商高也难以成才。良好的非智力因素能促进智力发展，并不是说它能提高一个人的智商，而是指它可使人的智力潜能充分发挥，成语"勤能补拙"讲的就是这种意思。非智力因素发育不良的小儿其智力发展也会受阻，离开非智力因素而片面地强调智力因素，不仅可能导致孩子的心理障碍，而且会埋下隐患，对孩子的智力发展和身心健康极为不利。智力与非智力因素的发展不是绝对平衡的，同样智力水平的人非智力因素不同时，其学习和成就是不一样的。一个智力水平高的孩子若非智力因素不良，就不可能取得成就；一个智力水平中等的孩子如果非智力因素较好地发展，就可能取得成就。总之，孩子是否成材取决于智力因素和非智力因素两方面，它们是相互作用的，唯智力型教育不是培养孩子成材良好的、可取的办法。

家用电器影响优生吗

（1）噪声：人类最适合的音量为 18 ~ 35 分贝。而一些我们常用的家电的工作噪音远高于此值，并不易为我们所觉察。如果妊娠妇女长时间处于噪声条件下，其早产、自然流产、死胎、死产的发生率均高于对照组。胎儿对噪声更加敏感。4～5月龄的胎儿已有一定听力，遇到打破碗碟或人们的争吵等噪声时，胎儿会全身发颤，甚至乱动，对胎儿神经精神发育极为不利。处于噪声环境下的妇女生下的婴儿出生体重偏低。

（2）电磁波：各种电器一旦通电，都会产生不同波长和频率的电磁波。电磁波可扰乱人体生理节奏，干扰胎儿发育，导致细胞的正常分裂异常变化，尤以骨细胞受害最大。像电热毯产生的电磁干扰，会使孕妇流产、胎儿畸形的发生率明显提高。有资料显示，每周在终端机前工作达20小时以上的妇女流产发生率是一般妇女的10倍。除此之外，电扇、电吹风、电钟、微波炉等均可形成电磁场，故孕妇应尽量少使用电器，使用时宜保持一定距离，尽量减少危害。

（3）射线：电视机产生的射线极微，对健康人无所谓，但对发育中极敏感的胚胎而言，则属于一种物理的危害因素，与胎儿畸形、痴呆、先天性癫痫等缺陷密切相关。而目前受到冷落的黑白电视机没有射线危害，适于孕妇使用。

（4）高压静电：彩电电压高达（2～3）×10⁴V，可以从屏幕释放出大量阳离子，吸附空气中享有"空气维生素"之称的阴离子，使空气质量下降。孕妇只须置身其中 2 ~ 3 个小时，体内代谢就会因之发生变化，进而殃及胎儿，造成其发育不良，故孕妇不宜久看电视。

（5）有毒气体：连续开电视机太久，电视机温度升至 38℃ ~ 40℃，可释放出毒性气体，如聚溴二苯呋喃。一个孕妇平均每天收看电视 156 分钟，距电视 2.2m 远，一周可吸入含毒性物质的空气 400 多立方米，引起胎儿慢性中毒，妨碍发育。

（6）触电：轻微触电对一般人无甚影响，在孕妇则可引起严重后果。曾有人对 6 例孕 20 ~ 40 周的妇女触电后进行追踪调查，发现自孕妇触电后，胎动次数减少，3 例于 1 周后胎动消失，1 例胎儿发育迟缓，2 例羊水减少。虽然此为小样本调查，但仍提醒孕妇要注意用电安全，最好少用电器。

染色体异常可致孩子智力低下吗

众所周知，智力低下是指智能明显低于同龄小儿平均发育状态，并在适应环境的行为上表现落后和缺陷。引起智能低下的病因复杂，其中由于染色体异常所引起的智能低下占 15% ~ 20%。

染色体是遗传物质 DNA 载体，染色体异常可涉及许多基因变化，无论染色体数目异常，还是结构异常，均可不同程度地影响遗传物质的稳定状况，影响机体正常生长发育，引起不同程度的智力发育不全，骨骼与五官内脏等多发性畸形。智力低下染色体异常主要为21-三体综合征，又称唐（DOWN）氏综合征，其次为平衡易位携带者、性染色体异常等。

21-三体综合征病儿出生的风险因素可能与环境污染日趋严重，人们接触有害射线机会增多及病毒感染等，使得染色体发生畸变有关。一般认为，21-三体综合征可能与出生时母龄过高有关。但不可忽视非高龄孕妇生育21-三体综合症患儿的风险。

积极开展产前诊断，可避免出生染色体异常儿。今后加强环境保护和孕妇孕期保健的综合措施是十分必要的。

为何高龄产妇容易生痴呆儿和畸形儿

通常所说的晚婚晚育妇女指年龄在 23 岁以上的育龄妇女，而高龄妇女则指年龄在 35 岁以上的妇女，此时生育的子女痴呆儿和畸形儿的发生率明显增高，产妇年龄过大也会导致难产、胎儿死亡率增加。因为产妇年龄过大，卵细胞可发生变化，人体包括卵巢所承受的各种射线和有害物质的影响也就越多，这些因素都会使遗传物质发生突变的机会增多，遗传物质染色体在细胞分裂过程中发生不分离现象，最常见的是 21 号染色体不分离，结果出现先天性愚型儿。患儿的染色体分析检查可见有 3 条 21 号染色体，故又称为"21- 三体综合征"。这种人智能极低下，长大后生活也不能自理。除了体表异常外，尚有心脏、消化道等内脏畸形。近年还发现母亲年龄太轻或父亲 55 岁以上时，亦可能有影响。

因此凡母亲年龄在 35 岁以上，生过先天愚型儿，或家族中有先天愚型患者，都应去咨询门诊进行必要的检查，并且再次妊娠后对子宫内的胎儿应作产前诊断，以了解是否有患 21- 三体综合征的倾向。若此胎儿染色体正常，则可继续妊娠，直至分娩；若发现有染色体异常，应及早终止妊娠。

妊娠前使用哪些药物影响优生

妊娠前用药可能会出现以下后果。

（1）药物引起染色体损害，如奋乃静、氯丙嗪和致幻药（LSD）等。

（2）细胞毒作用，如硫唑嘌呤、环磷酰胺。

（3）麻醉气体可能使早产、自发性流产、先天性畸形增多。

（4）诱发排卵的药可能带来多胎妊娠。父亲在受精时用药问题，经动物实验表明可导致胎儿体重减轻，新生儿死亡率增加。可能系药物存在于精液内，引起受精卵发育改变或直接影响遗传物质。

碘对胎儿有何重要意义

碘是人体必需的微量元素，由于碘有升华的特性，易受气候和地质结构的影响，故存在有缺碘地区。以全球范围来说，我国是碘缺乏较为严重的国家之一，全国除江苏省及上海市外，都有不同程度的地方性甲状腺肿病流行，也就是俗称的"大脖子病"。这就是由于碘摄入量不足，甲状腺代偿性增生而引起的。甲状腺肿的主要并发症是甲状腺功能低下。此时，人体的基础代谢率降低，各器官的功能，包括胃肠功能、性及生殖功能等都有下降。孕妇由于不仅须满足自己的机体需要，还要满足胎儿发育所需的营养，故是缺碘的高发人群。孕妇缺碘不仅给自身造成危害，还影响胎儿，使胎儿生长缓慢，甚至生长停滞，特别是患地方性克汀病（甲状腺功能低下的一种严重后果）的孕妇。更为重要的是，甲状腺对胚胎脑和神经细胞的发育起着重要作用，碘也会直接影响胎儿的神经组织的发育，特别是对胎儿大脑皮质中主管语言、听觉的部分的分化和发育有直接影响。在胚胎 3 ～ 5 个月的时候，神经组织分化旺盛，若此时缺碘，就会影响胎儿脑皮质发育，使脑重量减轻，从而出生智力低下、聋哑或痴呆儿。此外，还可能出生身材矮小、小头、低耳位等异常儿。目前学者们认为，引起大脑发育不良，以致智力障碍，对人类来说是由于缺碘造成。因此，孕期应有意识地增加碘的摄入量。我国营养学会推荐的碘供给量，孕妇每日需要175mg，乳母需要200mg，此时即使食用碘化盐，亦不可能满足要求，这就须补充含碘食物。海产品是极佳的含碘食物。此外，它还含有较多的钙、磷等，对孕妇来说，是非常适合经常食用的。

吸烟对优生有什么影响

烟草中含有多种有害物质，除了已广为人知的尼古丁外，还有氢氰酸、氨、一氧化碳、二氧化碳、吡啶、芳香族化合物及烟焦油等。如果妇女嗜烟，会引起月经失调，并减少受孕的概率。烟草毒素作用于怀孕的母体后，可通过胎盘直接危及发育中的胚胎，使胎儿体细胞染色体畸变率增加。尤其是在胚胎发育早期这一敏感时期内，烟草毒素不仅增加染色体畸变率，而且可通过影响基因调控，影响代谢过程而干扰胎儿发育。胎儿染色体畸变与流产、死胎、多发畸形、先天性疾病有密切的关系。与不吸烟妇女相比，吸烟妇女易早产、流产，其新生儿的死亡率较高。烟草毒素对胎儿发育的干扰会使胎儿的"宫内发育迟缓"发生率升高，生出小于胎龄儿的概率大大增加。怀孕的吸烟妇女更易患贫血，其产后母乳不足的情况也更为常见。通过研究还发现，吸烟妇女生下的婴儿易患呼吸道疾病和皮肤病，易呕吐、腹泻。吸烟妇女的孩子在 11 岁以前在身体和智力上的发育都比其他孩子差。

母亲吸烟对优生优育有如此的危害，那么父亲呢？首先，我们知道烟草中的有害物质是随空气播散的，父亲抽烟，母亲和胎儿就被迫跟着吸"二手烟"，其危害和母亲抽烟的危害是一样的。其次，烟草有害物及其代谢产物可以引起男性精子的遗传基因突变或控制精子生成的基因发生突变，导致精子畸形。近来研究还发现，吸烟对精子的活动力有较大影响。生命的诞生是由夫妇双方决定的，如果精子畸形、活动力弱或精子成熟过程中受损都会影响受孕，造成死胎、流产或胎儿畸形。

妇女酗酒影响优生吗

众所周知，男性酗酒可使精子形态和活力改变，甚至会杀死精子，从而影响受孕和胚胎发育。同样，酒精对卵细胞也会产生侵害作用。

酗酒后的妇女要 20 天后再孕。有人认为酒精在体内代谢很快，

2 ~ 3天后就可排出，不会发生胎儿畸形。其实酒精对生殖细胞的毒害作用不会随酒精代谢物排出而消失，只有当受损的生殖细胞被吸收或排出后，才可避免胎儿畸形形成。卵子的初级卵母细胞到成熟卵子约需11天，因此最好是20天后受孕。

酒对胎儿来说是一种危险的致畸因子，饮酒量越大，次数越多，对胎儿的影响也就越大。特别是长期大量饮酒的孕妇，胎儿可发生慢性酒精中毒，医学界称为"胎儿酒精综合征"。严重时胎儿会死亡、流产，即使可以存活，常表现出多种畸形，例如，头颅颜面发育异常、兔唇或腭裂、智力低下以及形成痴呆及内脏多处畸形等，胎儿或新生儿死亡常明显增加。因此，孕妇应禁酒。

胎教能增智吗

据美国著名心理学家布卢姆对千余名儿童多年的研究，最后得出的结论：人的智力50%在4岁以前，余下的30%是在4 ~ 8岁之间获得的，另20%是在8岁以后完成的。4岁以前完成50%，应该包括胎教在内。现代科学的发展，证明在妊娠期间对胎儿反复实施良性刺激，可以促进胎儿大脑良好发育。古今中外的大量事实也表明胎教对促进人类智商是至关重要的。

为何有的宝宝生下来就是个弱智儿

一个原因是宝宝不幸地继承了上一代的不良遗传基因。有资料表明，家庭成员中有精神病患者或智力低下者，其生出低智儿的概率大大高于无家族史的夫妇，使智力低下呈现家族聚集现象。还有的夫妇虽家族中无患病者，但由于自己吸烟、酗酒，使卵子或精子的遗传基因发生变异，也导致生个不聪明的宝宝。

另一个原因是宝宝在胎儿期受到了不良环境的刺激，像射线、电磁波、被镉污染的空气等，使宝宝的神经系统的分化和发育受到影响，或诱导宝宝的染色体变异，从而导致宝宝智力低下。

还有一个原因是孕妇在妊娠期感染某些疾病，如风疹病毒、巨细胞病毒等，影响了胎儿在宫内的发育，特别是脑部的发育，使宝宝发生不可逆的神经系统损伤，从而影响智力。

最后一个重要原因是孕期母体缺乏足够的营养，从而造成宝宝的营养不足，影响其神经细胞的发育，结果生个又呆又傻的宝宝。

除此以外，宝宝若在出生过程中引起颅内出血、严重窒息等，也将给宝宝的脑发育带来无法弥补的损害。因此，大力宣传优生知识，做好围产期保健，是防止生出个弱智宝宝的重要措施。

哪些因素可导致小儿发育障碍

发育障碍种类很多，轻重也不同，我们这里说的是脑性瘫痪和智能迟滞这两种发育障碍的危险因素，一般将这些因素分为两类，即生物学因素和环境因素。

生物学因素包括以下 6 种。

（1）颅内出血：患严重脑实质出血的早产儿有 70% ~ 90% 的概率发生严重的发育障碍，且往往是多发性障碍。30% ~ 60% 患重症脑室出血和脑室扩大的早产儿发生重要的发育障碍，尤其是脑瘫。引起颅内出血最主要的原因是产钳助娩引起的产伤。其次为缺氧，多见于早产儿。

（2）宫内发育迟缓、小于胎龄儿：引起宫内发育迟缓的原因也决定发育障碍的类型和结果。如为染色体异常或先天性感染引起，则常有中枢神经系统畸形或损伤。不伴先天畸形或先天感染的足月小样儿，其发生脑瘫或智能发育迟滞的危险并不比足月产的适龄儿高。但随访到学龄期，其语言缺陷、多动、微小神经运动功能失常及学习障碍者多于足月适龄儿。

（3）围产期窒息和缺血缺氧性脑病：胎儿宫内窘迫、产程中和出生时的窒息是围产期窒息的主要内容。出生后的呼吸暂停、严重肺炎，乃至呼吸窘迫综合征、心力衰竭、休克、心脏停搏等情况均可导致或加重缺血缺氧性脑病。在严重窒息后存活的婴儿中，30%以上发生脑瘫或智能发育迟滞。患缺血缺氧性脑病的新生儿在生后18～24个月时智力发育落后的情形开始显现，且有关智力评分的升高较其他组缓慢。

（4）先天性畸形：引起先天性畸形的因素很多，但无论为何种因素引起的先天性畸形，其发生发育障碍的危险系数都增加。

（5）先天性感染：主要是一些病毒、弓形体及其他可造成中枢神经系统感染的病原体引起。这些感染不仅增加了上面已列举的各种危险因素的发生率，并且自身可直接对胎儿神经系统发育产生影响。

（6）母亲滥用药物：将母亲滥用药物确切定为生物学或环境学因素有一定困难。但母亲滥用药物可引起胎儿畸形、宫内发育迟缓、子代行为异常等是勿庸置疑的。

环境危险因素包括：低社会经济状况；缺乏医疗保障；双亲或养护人是智障、有情感障碍或精神疾病、缺乏照顾和教育孩子的能力、虐待或忽视儿童；双亲与孩子分离等。它们是造成认识、社会情感发育障碍、行为问题、传染性疾病和智力问题的相关因素。

当环境因素和生物因素相加或重叠在一起相互作用时，其影响则倍增。现有许多报告显示，针对高危因素进行早期干预对预防发育障碍有良好的效果。

何谓宫内发育迟缓，有何危害

宫内发育迟缓儿又名小于胎龄儿。在早产儿、足月儿和过期产儿中都可发生，但以足月儿较多见。凡足月儿体重低于2500g者即称为足月小样儿。这种体重低的胎儿出生后易发生吸入性肺炎、红细胞增多症、低血糖和低血钙，并常在出生时窒息。故宫内发育迟缓儿的死亡率比正常出生体重儿高8倍。宫内发育迟缓的原因分为四个方面。

（1）孕妇方面：常见的如孕妇长期营养不良，患某些妊娠并发症（如妊娠高血压），患妊娠合并症（如慢性心肌病、原发性高血压）。

（2）胎儿方面：双胎或多胎，宫内感染，如风疹、疱疹、巨细胞病毒等，染色体异常。

（3）胎盘方面：胎盘功能不全为主要原因，其他如胎盘钙化、胎盘血管瘤等。

（4）遗传因素：主要指父母体型。

在以上这些引起宫内发育迟缓儿的病因中病毒性感染、染色体病变主要见于妊娠32周以前，对于在孕中期以前的宫内发育迟缓儿，一但发现有畸形或染色体异常，就绝对不应继续妊娠，应住院引产。胎盘因素、孕妇合并或并发内科疾病、营养因素多作用于妊娠晚期。这种类型的宫内发育迟缓占绝大多数，但可在孕妇配合下，积极治疗内科疾病，改善胎盘功能，加强营养，对可能发生此类宫内发育迟缓的孕妇进行宣教，预防其发生，从而减少这种类型的宫内发育迟缓儿的发生率。

铅对儿童智力有什么影响

铅是神经毒性为主的重金属元素，对中枢和周围神经系统均有明显的损害作用。其作用机制主要是铅与人体细胞中的巯基紧密结合，从而对含巯基的各种酶的活性产生严重影响，首先是乙酰胆碱的合成量与释放量减少，而乙酰胆碱是和学习、记忆等过程密切相关的，是正常智力发育所必需的一种神经递质。铅还可抑制血红素代谢过程中的 δ – 氨基乙酰丙酸脱水酶，使 δ – 氨基乙酰丙酸转化成卟啉的过程受阻，δ – 氨基乙酰丙酸大量积聚，而其本身具有假性神经递质的作用，长期增多可引起思维改变和智力缺陷，因此，即使是轻度的铅中毒早期也可引起患儿注意力分散、记忆力减退、理解力降低与学习困难。铅影响小儿智能发育的形态学改变主要有大脑海马区神经元的苔状纤维变细、变短，锥体细胞变薄，齿状颗粒细胞的树突结构紊乱，大脑皮层突触退变，而大脑海马区是与正常学习、记忆过程密切相关的重要部位。

儿童神经系统正处于快速生长及成熟阶段，对铅毒性尤为敏感，儿童多为慢性铅中毒，其发展是一个缓慢、渐进的过程。铅的神经毒性作用往往在明显的临床表现出现之前的亚临床阶段即能危及儿童的行为发育，特别是智力发育，而且是不可回逆的损害。实验研究表明，血铅水平在 100 μg/L 以上时即能对智力发育产生不可回逆的损害，儿童智力的发育正受到不同程度的影响，而此时往往没有足以引起注意的临床症状。高铅组儿童其总智商、操作及语言智商均明显落后于低铅组儿童。一般铅中毒儿童可表现为注意力分涣散、多动、语言发育迟滞等。脑症状出现后，虽经治疗往往仍会遗留后遗症，特别是智力发育不全，故预防措施是关键。

何时为小儿智力发育的重要时期，其与各种营养素的关系怎样

脑是智能发育的物质基础，早在胚胎的第 18 天就出现脑细胞发育的基质神经板，胚胎 10 ～ 18 周脑的生长极快，至 23 周大脑皮质

的 6 层结构已基本定型。出生前 3 个月脑细胞的增殖速度最快，出生后脑细胞增殖减慢，6 个月左右增殖过程停止，但脑细胞的发育和功能完善在 4 岁前极为迅速。大脑，尤其是大脑皮层的发育是在妊娠后期及出生后前 3 年，所以生前 3 个月至生后 3 岁是脑发育的关键时期，也是智能发育的重要时期。胎儿出生后脑细胞的发育主要表现在以下几方面：①脑重量增加：出生时脑重约 350g，为成人脑重的 1/4，生后脑重量随年龄而增长，生后第一年脑重量增加最多，6 个月时达 600g，3 岁时达 900 ～ 1000g，相当于成人脑重的 2/3；②神经突触的数量和长度增加；③神经髓鞘形成，神经髓鞘化是脑内部结构成熟的重要标志。脑细胞在增殖、发育期间，大量细胞分裂复制，轴突分枝、树突生长、突触联接以及髓鞘形成都需要充足的营养供给，都是以各种营养的恰当供给为前提的。营养素是构成脑组织的原料。在脑细胞中，蛋白质和氨基酸的代谢十分活跃，脑细胞的增大主要依赖蛋白质合成，细胞核中 DNA 和 RNA 的合成必须依靠蛋白质，故蛋白质营养占主要地位；葡萄糖是脑的主要能量来源；在脑细胞增殖的同时髓鞘加速形成，而脂类对髓鞘的形成具有重要作用，其也是能量重要来源之一；各种维生素（尤其是 B 族维生素）和矿物质，如锌、磷、钙等都参与脑的代谢活动，对脑的发育和功能的完善有密切关系。缺乏一种或几种主要的营养素对正在发育的脑组织会产生不良的影响，特别是在脑及智能发育的关键时期——婴幼儿期。

必需脂肪酸与婴幼儿智力发育有什么关系

脂肪是人类赖以生存的重要营养成分之一，由各种脂肪酸组成，其中一部分人体不能自行合成，必须由食物供给，称为必需脂肪酸，如亚油酸、亚麻酸及其衍生物花生四烯酸、二十二碳六烯酸等。必需脂肪酸是儿童生长发育所必需的，对神经髓鞘形成和脑发育有极其重要的作用，并具有维持细胞膜完整、维护皮肤的屏障功能，而且有利于婴幼儿视力发育。婴幼儿期是出生后脑发育最快的时期，也是神经髓鞘形成的关键时期，此期必需脂肪酸的供给极为重要。

婴幼儿常因饮食中必需脂肪酸供给不足、胃肠道疾患使之吸收减少而造成必需脂肪酸不足，从而影响神经系统发育，最终造成智力缺陷。

第 2 章

发病信号

疾病总会露马脚，练就慧眼早明了

智能发育迟缓的临床表现及分级

一般依据 IQ、适应行为缺陷将 MR 分为轻度、中度、重度和极重度等四级。

（一）轻度 MR：IQ 为 55 ~ 70，适应行为轻度缺陷。早年发育较正常儿略迟缓，且不像正常儿那样活泼，对周围事物缺乏兴趣。做事或循规蹈矩，或动作粗暴。言语发育略迟，抽象词汇掌握少。分析能力差，认识问题肤浅。学习成绩较一般儿童差，能背诵课文，但不能正确运用，算术应用题完成困难。通过特殊教育可获得实践技巧和实用的阅读及计算能力。长大后可作一般的家务劳动和简单的具体工作。遇事缺乏主见，依赖性强，不善于应付外界的变化，易受他人的影响和支配。能在指导下适应社会。

（二）中度 MR：又称为愚鲁。IQ 为 40 ~ 54，适应行为中度缺陷。整个发育较正常儿迟缓。语言功能发育不全，吐词不清，词汇贫乏，只能进行简单的具体思维，抽象概念不易建立。对周围环境辨别能力差，只能认识事物的表面和片断现象。阅读和计算方面不能进步。经过长期教育和训练，可以学会简单的人际交往，基本卫生习惯，安全习惯和简单的手工技巧。

（三）重度 MR：又称为痴愚。IQ 为 20 ~ 39，适应行为重度缺陷。早年各方面发育迟缓。发音含糊，言语极少，自我表达能力极差。抽象概念缺乏，理解能力低下。情感幼稚。动作十分笨拙。有一定的防卫能力，能躲避明显的危险。经过系统的习惯训练，可养成简单的生活和卫生习惯，但生活需要他人照顾。长大以后，可在监督之下做些固定和最简单的体力劳动。

（四）极重度 MR：又称为白痴。IQ 低于 20，适应行为极度缺陷。对周围一切不理解。缺乏语言功能，最多会喊"爸""妈"等，但并不能真正辨认爸妈，常为无意识的嚎叫。缺乏自我保护的本能，不知躲避明显的危险。情感反应原始。感觉和知觉明显减退。运动功能显著障碍，手脚不灵活或终生不能行走。常有多种残疾和癫痫反复发作。个人生活不能自理，多数早年夭折。幸存者对手脚的技巧训练可以有反应。

孕妇患风疹会殃及胎儿吗

风疹，又称为"风痧"，是由风疹病毒引起的一种急性呼吸道传染病。风疹病毒是一种对外界抵抗力较弱的呼吸道病毒，主要通过空气飞沫直接传播。风疹一年四季均可发病，春季发病率较高。好发于 5 岁以下小儿，成人也可感染此病。从接触感染到症状开始，要经过 2～3 周的潜伏期。初起时，先有发热、微咳、乏力、胃口不好、咽痛、眼发红等类似感冒的症状，只是耳后、颈部、枕部淋巴结肿大，且伴轻度压痛。1～2 日后，即出现特殊的皮疹，先见于面颊部，24 小时内遍布全身。开始时，风疹为稀疏的红色斑丘疹，随后，互相融合成片。自第 2 天起，变成针尖样红点。一般于 3 天内迅速消退，但会留下淡淡的色素沉着。

风疹虽然全身症状轻，皮疹消退快，但是如果受传染的是孕妇，并且是在妊娠早期，问题就严重了，风疹病毒可通过胎盘感染胎儿。首先，妊娠早期胎盘初步形成，其防御屏障功能尚不完善，病毒可通过胎盘传给胎儿；其次，孕 3 个月以前的胚胎，胎儿既无抵抗病毒的能力，各器官又正处于萌芽状态，故而易于受到风疹病毒的侵袭与危害。风疹病毒是最危险的致畸因素，可引起先天性的白内障、视网膜炎、耳聋、先天性心脏病、小头畸形及智力障碍。这些疾病出生时可不明显，但生后数周、数月，甚至数年可明显地表现出来。逐渐出现抽风、耳聋、视网膜病变；随着年龄增大，还会出现学习困难、行为异常、肌肉力量弱、活动平衡失调等症状，并可出现感觉障碍。畸形儿出生时即使足月，体重也较轻，其中有 10%～20% 生后一年左右死亡。有关专家研究表明，胎儿畸形发生率与孕妇感染风疹病毒早晚有关，一般以妊娠初期初次感染的危险系数大，随着胎龄增长而逐渐递减。

为了生育健康的后代，妊娠早期的孕妇预防风疹至关重要。风疹在新生儿、乳儿期仍然有可能传染给正在孕期的妇女和女性医护人员，所以女性应该注意预防。如孕妇已接触风疹患者，宜立即接种风疹减毒活疫苗，预防效果可达 95%，或在接触后 5 日内注射胎盘球蛋白，预防风疹发病，避免发生婴儿先天畸形。

孕妇发烧对优生有什么影响

早在 60 多年前，人们就发现：在鸡胚孵育的最初 3 天，如果将孵育温度从 37.0℃再提高 1.2℃~3.4℃，结果 90% 的鸡胚发生脑部和脊髓畸形。对鼠、兔和猴的动物实验也证实高热可导致多种畸形。人属于恒温动物，只能在适宜温度下生存和繁殖，当体温升高到一定程度就可引起一系列生理上的变化，尤其是像胚胎细胞这类分裂旺盛的组织，对温度升高极为敏感。

高热对胎儿的危害以孕早期和孕中期最为明显。在高温环境下，物理有害因子会杀死早期胚胎中正处于分裂中的细胞，使该组织停止发育，造成畸胎，严重时可致胚胎死亡。高热对脑组织的危害最为明显，体温升高 1.5℃，胎儿脑组织就停止发育；若升高 3℃，则可造成脑细胞死亡，从而导致胎儿出生后智力低下，学习记忆力和反应能力差。最新的研究还发现，孕妇发热可以加强其他致畸原，如砷化钠、维生素 A 的致畸作用。人们现在认为，在世界范围流感流行期间和随后一段时间内，先天性畸形发生率升高的主要原因不是流感病毒对胎儿造成的直接危害，而是孕妇患流感后发热引起的结果。

因此，为了减少出生先天性畸形儿，尤其是无脑儿、脑积水、小头畸形这类中枢神经系统畸形儿，孕妇在孕早期应注意避免感染各种发热性疾病，避免接触各类高温环境，不做劳动强度大的重活，不参加长跑及其他激烈的体育比赛。若出现发热，体温超过 39℃时，应立刻采取快速物理降温，如用温毛巾反复擦身，在腋窝、额部和腹股沟部放置冰袋等。

怎样防治乙肝病毒垂直感染

我国是乙型肝炎流行高发区，大约有 1.5 亿乙型肝炎病毒（HBV）的慢性携带者，其中至少有 1/3 是母婴传播造成的，故阻断乙型肝炎病毒的母婴传播是控制乙肝流行的关键。

HBV 传播途径主要有宫内感染、产时感染、产后感染。下面我们就其三个不同途径谈谈乙肝病毒垂直传播的预防方法。

（1）宫内感染：近年来，随着研究方法和技术的进展，人们发现其发生率在 10% ~ 44.4% 之间，甚至还有发生率更高的报道。因此，乙肝病毒宫内感染的重要意义引起了人们越来越多的关注。主动和被动联合免疫对宫内感染的新生儿无效，导致新生儿免疫失败。长期随访观察发现，虽然免疫接种近期无效，但远期效果良好，表现为乙肝表面抗原转阴和抗核心抗体产生。这可能是接种疫苗后通过对机体免疫状态调整而恢复对乙肝病毒的特异性免疫。这种作用可能需一段时间，而不是近期效果。另一种思路则是在暴露前预防，以阻断乙型肝炎病毒的宫内感染，办法是在孕晚期给母亲接种 HBVac，有较强的免疫原性，减少母体内乙肝病毒的循环数量，加快母体内 HBeAg 向抗 HBe 转化，从而减少通过胎盘传给胎儿的病毒量，且母亲产生的抗 HBs 通过胎盘传给胎儿，胎儿抗体被动转运，使新生儿被动免疫而予以保护。对胎儿来说也安全，未见出生缺陷，孕妇本身也获得良好的免疫效果，为防治宫内感染开创新途径。

（2）产时感染：应注意围产期保健，分娩过程中加强对婴儿的保护力度，对乙肝表面抗原阳性，尤其是 e 抗原同时阳性的产妇应设专床分娩，产房所有器械应严格消毒。对新生儿进行主动或被动联合免疫，可取得良好的效果。

（3）产后感染：产后感染最主要的途径是通过乳汁感染婴儿或

由于密切接触而感染。有乳头裂伤和乳腺疖疮的乙肝表面抗原阳性的产妇应暂停哺乳，e 抗原阳性及乙肝病毒 DNA 阳性的母亲也不应哺乳幼儿，并切忌用口嚼食物后再喂给婴儿。当然，免疫接种是预防产后感染的有效手段，在新生儿出生后 24 小时内即应进行第一次注射。

除此之外，育龄妇女做好婚前检查工作，已证实患乙型肝炎的，应暂缓结婚，若已结婚，则应采用有效的避孕措施。

糖尿病患者妊娠对优生有什么影响

糖尿病是一种代谢异常疾病，受到遗传与环境因素的相互影响，是人类常见病之一，流行于大多数的种族之间。妊娠期的糖尿病孕妇分为两种：一种是在妊娠前即已患上糖尿病，另一种是因于妊娠期生理变化，葡萄糖肾阈降低，机体对胰岛素需要量增加，导致胰岛素分泌量相对不足而发生的妊娠并发糖尿病。但不管是哪种糖尿病，其病理过程均会对母儿健康产生负面影响。

对于孕妇来说，若孕前已患糖尿病，妊娠对疾病本身不致增加任何较大的风险，但对于妊娠期并发糖尿病的人来说，20% ~ 30% 将发展成为临床糖尿病，特别是肥胖伴糖尿病家族史者。无论哪种糖尿病孕妇，围产期均有较高发病率与死亡率。常见的并发症有妊娠高血压、羊水过多、尿路感染、肾盂肾炎等。

糖尿病对胎儿来说是一极大的危险因素，妊娠合并糖尿病的孕妇血液中升高的血糖会经胎盘到达胎儿体内，为了消耗这些糖，胎儿就会多消耗氧，易造成宫内缺氧、窒息，甚至死亡，由于胎儿血液中血糖波动和酸中毒，有时可以造成胎儿在临产前突然死亡。为了避免胎死宫内，医生往往在早产与死产两种危险中权衡。一般认为以妊娠 36 ～ 37 周结束分娩为宜，即使宫内供氧充足，胎儿血液中过高的血糖会刺激胎儿胰岛，以便将多余的糖转化为脂肪储存在胎儿体内，使胎儿体重增加，长成巨大儿。对于合并糖尿病的孕妇，其胎儿约有 25% 为巨大儿。这些新生儿体重虽很重，体质却很脆弱，先天畸形的发生率也较正常孕妇的胎儿高 2 ～ 3 倍；巨大儿还会增加难产和产伤的机会。婴儿出生后，由于母体输糖中断，会发生低血糖，若不进行预防治疗，易发生意外事故。胎儿血中过高的血糖还可致胎儿肺成熟延迟，出生后易发生呼吸窘迫综合征。即使处理得当，糖尿病儿的围产期死亡率也在 10% 左右。研究还发现，若母亲曾出现过丙酮尿者，后代常伴有智力损害。

新生儿肺炎会影响小儿智力吗

新生儿肺炎分为吸入性肺炎和感染性肺炎。前者多由于小儿在宫内缺氧，开始呼吸，肛门松弛排出胎粪，吸入羊水或胎粪，而引起。一部分吸入性肺炎由于喂养不当或消化道畸形而引起乳汁吸入性肺炎。感染性肺炎的病因可能是由于羊膜早破，生产时小儿咽下被细菌污染的羊水，或母亲妊娠期有细菌或病毒感染，或由于生后护理人员患呼吸道感染传染给小儿，或小儿皮肤感染、脐炎等引起败血症向全身扩散。

吸入羊水或胎粪引起吸入性肺炎和在母亲体内感染肺炎的小儿出生时多窒息，经过复苏抢救后仍面色差、青紫，呼吸急促或减慢或不规则，小儿常有呻吟，肺部可听到罗音。出生时或生后感染引起的肺炎或乳汁吸入性肺炎多在生后3天以后发病，小儿呼吸急促，口周发青，口吐白沫，呛奶，并有体温降低（35℃以下）或发热，两周以上的小儿还可有咳嗽，同时小儿还可出现腹部胀气、呕吐和腹泻等症状，肺部罗音可有可无，心率常增快。细菌感染时查血象白细胞增高，病毒感染时白细胞正常或降低，胸部拍片有肺炎的变化。

无论何种原因引起的新生儿肺炎，小儿均有明显缺氧存在，如不能及时供氧，使缺氧改善，可致小儿长期严重的脑缺氧，从而对小儿的智力发育产生不良影响。因此孕妇妊娠期应预防感染，妊娠期如有胎动异常应及时就诊，如为缺氧应吸氧。如羊膜早破应住院，争取在 24 小时内生产，以减少感染机会。小儿出生后应注意皮肤、脐部护理，防止感染引起败血症向肺部扩散。有呼吸道感染的人不能护理小儿。给小儿喂奶时注意方法，防止呛奶，如果小儿经常呛奶或吐奶应到医院就诊排除消化道畸形，防止乳汁吸入性肺炎发生。

新生儿肺炎治疗时应注意保暖和合理喂养，吸氧可改善缺氧，使用有效的抗生素，疗程要够。

新生儿低钙血症对智力有影响吗

新生儿低钙血症是引起新生儿惊厥的常见原因之一。由于孕妇怀孕晚期有生理性甲状旁腺功能亢进，可致胎儿甲状旁腺功能暂时抑制，出生后暂时甲状旁腺功能低下。当其他因素同时存在时，易诱发低血钙症。

早发型低钙血症：小儿于出生后 3 天以内发病。病儿的母亲怀孕时有妊娠高血压、糖尿病史，或小儿出生时窒息、难产、产伤、早产或严重感染，都是使小儿发生低血钙症的原因。

晚发型低钙血症：多于出生后一周末至三周发病。多见于牛奶喂养的健康足月儿，此外母亲缺乏维生素 D、年龄大、多胎、经济条件差等都可引起小儿低钙血症。

本病的表现有：小儿烦躁不安，睡眠少，肌肉小抽动或颤动，可有惊跳和全身惊厥。喉痉挛可引起呼吸暂停及青紫，但较少发生。在不发作时小儿一般情况良好。

新生儿低钙血症惊厥虽然每次发作时间不长，不发作时小儿一般情况良好，但家长仍应重视，反复惊厥可致脑损伤，引起脑发育障碍，智力低下。孕妇在怀孕末期应注意补钙，多食含钙食物，如鸡蛋、鱼等。有小腿抽搐者应口服钙片。小儿出生后尽量母乳喂养，如无母乳应喂配方接近母乳的奶粉以防止低钙血症。发现小儿烦躁不安、抽搐时应送医院治疗。

本病的治疗方法：小儿惊厥急性发作应到医院静脉补钙，使用镇静剂止惊，症状控制后给小儿口服补钙，同时注意补充维生素 D。

新生儿窒息对小儿智力有影响吗

新生儿窒息是指小儿出生后在 1 分钟内没有呼吸而仅有心脏跳动，或没有正常呼吸运动。窒息现象对小儿将来的智力发育产生明显的影响：窒息时间越长，程度越重，对小儿智力影响越大。

新生儿窒息由于长期严重缺氧损害了胎儿的呼吸中枢所引起。新生儿窒息与胎儿在母体子宫内的环境、生产过程有密切关系。凡能影响母亲与胎儿之间的血液及气体交换的因素都会造成新生儿窒息。

窒息的本质问题是缺氧。胎儿在母亲体内缺氧时，孕母可感觉胎动次数增加，医生检查可发现胎儿心跳次数增加，每分钟可超过160次。如果缺氧时间长，胎儿心跳可逐渐减慢到每分钟100次以下。此均表示小儿出生后会窒息。

窒息的婴儿可根据皮肤颜色判断轻重程度：皮肤青紫称为轻度窒息，此时小儿心音可正常，肌肉张力正常，皮肤苍白称为重度窒息，此时小儿心音减弱，肌肉张力极低。如果做心电图或X线检查可发现异常变化。

因为新生儿窒息对小儿智力发育有明显的影响，所以孕妇应定时到医院进行产前检查。若发现胎儿心跳增快或减慢，可以先给孕妇吸氧，必要时应住院观察，避免早产。另外，孕妇行剖宫产手术时尽量少用麻醉药及止痛药；产科医生、儿科医生应密切合作，对窒息小儿及时抢救，尽快改善缺氧状况。

过期产儿智力会受影响吗

凡是怀孕时间超过 42 周以上出生的小儿，无论体重多少，都称为过期产儿。因为自怀孕 35 周起胎盘通透率逐渐下降，氧气和营养的通过率已开始受到影响。到 42 周时，由于胎盘的梗塞区和钙化区逐渐增多，胎盘功能进一步下降，母亲与小儿之间的气体、血液交换受阻，向胎儿供应的氧和营养物质也减少。如果缺氧严重，可致死产或发生严重的神经系统后遗症，包括智力障碍。

因此，我们不能错误地认为小儿在母亲体内时间越长，得到的营养越多。怀孕超过 40 周后，应到医院密切观察产妇及胎儿，可查血或 B 超了解胎盘功能。如果表现为胎盘功能老化，说明胎儿不能通过胎盘得到充分的氧和足够的营养物质，如果继续妊娠可导致胎儿长期严重缺氧，可引起死产，存活小儿可能留有神经系统的后遗症智力障碍等，此时应尽早中止妊娠。

早产儿的智力发育会受影响吗

早产儿是指怀孕超过 28 周而不到 37 周出生的新生儿。多数体重不到 2500g，身长不到 46cm，各脏器的形态和功能都不成熟，生命力较弱。

早产的原因孕妇患有高热的流感、肺炎、痢疾等疾病，或孕妇有外伤及手术史、精神紧张、高血压、生殖器异常等。另外，胎盘异常、双胎、胎儿畸形及脐带过粗、过短、扭转、打结等均可引起早产。

由于早产儿体温调节功能差，呼吸中枢发育不成熟，易使呼吸功能紊乱，表现为呼吸浅表、呼吸节律不整齐、呼吸暂停、皮肤青紫，并可导致脑缺氧。另外，肺泡表面活性物质缺乏，易形成肺透明膜病，使缺氧加重。早产儿吞咽和消化功能差，易呕吐、呛奶，引起吸入性肺炎，也可加重缺氧。早产儿肝脏功能不完善，使退黄的酶及蛋白均缺乏，使黄疸不能快速消退而出现高胆红素血症。此外，早产儿凝血功能差，加上缺氧，易产生颅内出血。呼吸暂停和吸入性肺炎、肺透明膜病、高胆红素血症、颅内出血等严重疾病均可导致早产儿脑细胞缺氧、坏死，从而影响小儿智力发育。还有，早产儿易发生低血糖、低血钙等现象，引起惊厥，造成脑细胞损害，引起脑发育障碍，使智力低下。

因此，孕妇应做好产前检查，避免重体力劳动，防止早产。如果产前B超检查发现胎盘异常、双胎、脐带异常，应提前到医院待产，如果不可避免早产，医务人员应对早产儿进行特别护理，包括保暖、给氧、预防感染等。还要提早给小儿喂奶，不能进食者静脉补充葡萄糖，防止低血糖发生。还要注意补钙，防止惊厥发生。

新生儿黄疸影响小儿智力吗

新生儿黄疸分为生理性和病理性等两种。生理性黄疸就是大部分新生儿在出生后第 2 ~ 3 天出现的皮肤、巩膜黄染，第 4 ~ 6 天最明显，足月儿在出生后 10 ~ 14 天消退，早产儿可持续到第 3 周。在此期间，小儿一般情况良好，无其他不适表现。查血时，血清胆红素值低于 205 μmol/L。病理性黄疸表现为小儿黄疸可能发生在生后 24 小时以内，或持久不退，或消退后又出现黄疸，或黄疸进行性加重。查血时，血清胆红素值超过 205 μmol/L，小儿还有其他疾病的表现。

一般来说，生理性黄疸黄疸比较轻，血中胆红素浓度较低，不会影响小儿智力。病理性黄疸并不是全部对小儿智力有影响。无论何种原因引起的病理性黄疸，当血中胆红素浓度超过 340 μmol/L 时，血中间接胆红素可通过血脑屏障进入脑组织，影响脑细胞的能量代谢，脑细胞因能量不足有变性坏死，其中以大脑基底节、下丘脑及第四脑室底部黄染明显，此病变称为核黄疸或胆红素脑病。核黄疸发生时，小儿黄疸明显加重，开始表现为嗜睡，吸奶无力或呛奶，肌张力减退。如治疗不及时随后可出现呻吟、尖叫、抽搐、呼吸衰竭等严重症状。部分患儿死于呼吸衰竭，存活的患儿常有智力障碍、脑性瘫痪等后遗症。

因此，在新生儿出现黄疸时，可以喂葡萄糖水帮助退黄。黄疸较重时，应及时将患儿送往医院治疗，以防止核黄疸发生，避免影响小儿的智力发育。

缺氧缺血性脑病对小儿智力有影响吗

缺氧缺血性脑病多发生于足月新生儿。脑组织病理改变早期为广泛性脑水肿，后期为坏死、软化，是主要病理变化。严重病儿常有后遗症，如智力低下、癫痫和脑瘫等。部分儿童出现不同程度的儿童多动症、学习困难、听力障碍等。

引起本病的原因有：孕母有妊娠高血压或伴有心、肺、肾等器官疾病；胎盘异常；早产儿、过期产；脐带脱垂、打结或绕颈；分娩时间过长；分娩时应用麻醉剂或镇静剂；分娩时小儿吸入羊水或产道分泌物等。脑部病变程度与窒息缺氧时间长短成正比。另外，小儿出生后呼吸暂停、肺透明膜病、严重肺炎、心力衰竭等均可引起或加重缺氧缺血性脑病。

本病病儿在出生后 3 天内即可出现症状，轻者表现为易受刺激、肌肉张力增高、四肢颤动、惊厥、呼吸不规则，重者嗜睡、反应迟钝、昏迷、肌肉张力减低、呼吸暂停，更严重者贫血、血压下降。头部 B 超、CT 及脑电图检查均有异常改变。

本病治疗方法主要是给氧、控制抽搐、治疗脑水肿等。近年来使用高压氧舱治疗可减轻后遗症。

本病存活的病儿中缺氧缺血越重、脑部症状存在时间越长者发生后遗症的概率越大。

由于本病后遗症严重，故应积极加以预防，并应做好产前保健工作。如发现孕母血压过高，产前 B 超发现胎盘异常、脐带异常应提前到医院待产。如果妊娠晚期发现胎儿心率增快或减慢应及时给氧，不能纠正者考虑中止妊娠。如产前发现出生后可能窒息或已窒息应积极抢救。出生后若呼吸暂停、心力衰竭要积极纠正，缩短缺氧时间，以减少后遗症。

新生儿败血症对小儿智力有影响吗

新生儿败血症是指各种致病菌侵入新生儿血液中，并在血中生长、繁殖，产生毒素使患儿出现严重感染中毒的全身感染疾病。新生儿易患败血症原因有自身抵抗力差、皮肤薄嫩、易受损伤，出生后头几天患儿脐部未愈合均是细菌进入血中的入口。另外如果怀孕的母亲有细菌感染，也可通过血液引起胎儿感染。如果孕妇生产时间过长，早破水，细菌也可通过母亲产道污染羊水，小儿吸入或咽下被污染的羊水都可受感染。

新生儿败血症可表现为患儿吃奶减少、少哭闹、面色差、发热或体温不升（35℃以下）、腹胀、腹泻，半数小儿出现黄疸。大多数小儿可有皮肤脓疱疹，口腔有白膜，脐部发炎，臀部有皮疹、破溃等感染病灶。如果细菌侵入脑部，可引起化脓性脑膜炎，有尖声哭叫、哭闹不安、嗜睡、抽筋等表现。

新生儿败血症如果不能及时、彻底地治疗，可能导致高胆红素血症，甚至发生核黄疸及化脓性脑膜炎，均可影响小儿智力发育。因此，当小儿有皮肤脓疱疹、脐部发红化脓或臀部皮疹、破溃应到医院诊治。如果小儿吃奶减少、嗜睡、哭闹不安、黄疸加重，出现腹胀、腹泻等应住院彻底地抗感染治疗，以有效制止病情发展。

新生儿败血症的预防方法主要是怀孕妇女少到公共场所，避免感染。严格执行科学接生法，接生员的手及接生用具应严格彻底消毒。出生后注意小儿皮肤护理，保持清洁，避免感染。脐带未完全脱落干燥之前应避免被水或尿液浸湿，如被浸湿应及时消毒处理。另外，应避免小儿接触患有感染的人。

小儿惊厥会影响智力发育吗

惊厥俗称抽筋或抽风。脑损伤可以引起惊厥,这是众所周知的。自从1951年国外学者提出"惊厥性脑损伤"的概念后,研究逐渐增多,大多数学者认为,惊厥既能引起暂时性脑功能障碍,又可能造成不可逆的脑病变。一次惊厥对近记忆有一过性影响,与脑震荡所致损害相当,而惊厥持续状态则可产生严重的脑损害,以致出现智力衰退、癫痫、局限性脑功能障碍等症状。

严重惊厥造成脑损伤的原因有:①惊厥时脑代谢增加,大脑耗氧量增加。②惊厥时全身氧和能量供应减少。惊厥时可发生全身缺氧。惊厥时患者常有呼吸不整齐,甚至呼吸停止,呼吸道分泌物梗阻,所以较重的惊厥都出现紫绀,全身性缺氧严重时可引起脑缺氧。另外,惊厥时患者血压下降,心律紊乱,可影响大脑的血液供应,血压下降对脑损伤有直接的影响。还有惊厥后期可发生低血糖,引起不可逆的脑损伤。

短暂的惊厥可能不出现脑损伤的表现是大脑代偿功能的作用,但反复多次惊厥,或者惊厥持续发作时,大脑神经元对化学能量的利用率大大增加，代偿功能衰退，脑的能量储备耗竭，最后导致不可逆的脑损伤。小儿惊厥持续30分钟以上就可以产生大脑神经元缺血性病变，而成人惊厥超过6小时才发生这种病变。由此可见，严重惊厥对小儿大脑的发育影响极大，特别是6个月至4岁的小儿，大脑正处于不断发育完善阶段，惊厥对大脑的损伤最大。

严重惊厥引起的慢性持续性后遗症有智力低下、瘫痪、癫痫和轻微脑功能障碍综合征。轻微脑功能障碍综合征的表现为兴奋状态，行为异常，注意力不集中，情绪障碍，感觉异常，语言迟滞，学习困难等。

由于反复惊厥或长时间的惊厥对小儿脑损伤大，严重影响小儿，特别是6个月至4岁的小儿的大脑发育，因此小儿惊厥必须加以控制，有惊厥复发的倾向时必须长期服药预防。

在惊厥发作时要选用最有效的药物控制惊厥，任何情况下都不允许惊厥持续20～30分钟以上，即使只是轻微、局部的抽搐也要及时控制发作。及时控制惊厥发作，防止惊厥持续是预防脑损伤的最重要措施。抗惊厥最有效的药物首选地西泮；还要采取抗缺氧措施，要加强护理，保持呼吸道通畅，吸痰，给氧，必要时气管插管，人工呼吸；还要对症处理高热、低血糖、脑水肿等情况。惊厥控制后要积极寻找病因，通过临床症状和化验检查确定是哪种疾病，采取相应的措施治疗，消除病因是预防惊厥反复发作的关键。

引起惊厥持续的病因有：①癫痫；②高热惊厥；③感染：包括各种热性病和颅内感染等；④缺氧性疾病：包括窒息，以及呼吸系统、循环系统等疾病，一氧化碳中毒等；⑤代谢紊乱：包括水中毒、高钠血症、低血糖、低血钙、低血镁、碱中毒、抗利尿激素分泌失调、遗传代谢缺陷等；⑥脑部疾病：包括脑部肿瘤、畸形、外伤等；⑦中毒：包括药物中毒、食物中毒、重金属中毒、农药中毒等。

麻疹脑炎对小儿智力有影响吗

麻疹是由麻疹病毒引起的急性呼吸道传染性疾病，多发于6个月至5岁小儿，开始表现有发热、流泪、流鼻涕、双眼发红、怕光。检查时在小儿口腔两侧颊黏膜上发现白色小点，周围发红，此称为麻疹黏膜斑。发热第3~4天，小儿出现红色皮疹，开始出现在耳后、面部，逐渐向全身发展，此时体温较前更高，还可能有呕吐、腹泻、咳嗽等表现。出疹3~5天后，全身皮疹按出疹顺序逐渐消退，体温下降，病情好转。患麻疹时可合并有肺炎、喉炎、脑炎，还可引起亚急性硬化性全脑炎。

麻疹脑炎多见于2岁以下的小儿，发病与麻疹轻重无关，可发生在麻疹的任何时候，但以出疹后 2 ~ 3 天较多。患麻疹脑炎的小儿表现为高热、头痛、呕吐、嗜睡、肌肉抽搐、不能低头等。如果病变范围广，还可出现瘫痪、运动障碍、兴奋不安、语言及睡眠障碍、视力减退等表现。麻疹脑炎患儿死亡率为 10% ~ 25%，50% 的患儿有不同程度的后遗症，如智力障碍、运动障碍、癫痫、性格改变、情绪不稳等。

因此，家长应按期带小儿进行预防接种，以防止麻疹发生。如小儿出现上述早期症状表现，应到医院进行确诊，对麻疹患儿应早发现、早隔离、早治疗。如在患病过程中，小儿出现头痛、呕吐、嗜睡、抽搐应检查脑脊液和脑电图，如确诊为由麻疹所引起的脑炎，要积极抢救，防止后遗症，减轻智力损伤。

水痘脑炎对小儿智力有影响吗

水痘是由带状疱疹病毒引起的小儿常见急性传染病，传染能力强。任何年龄都可患病，6 个月至 3 岁发病率最高。在患病早期，唾液中的水痘病毒可通过空气中的飞沫经呼吸道传给其他人；皮肤疱疹破溃后流出液体中所含病毒可通过衣物污染传给其他人。患水痘的小儿最先表现为低热、鼻塞、流涕、咳嗽、全身不适。发病当天或第 2 天出现皮疹，主要分布在躯干、四肢，头面部较少。皮疹开始为红色皮疹，数小时后变为疱疹，1 ~ 3 天疱疹中心干缩，并迅速结痂，皮疹分批出现。水痘合并症有肺炎、脑炎。

水痘脑炎大多发生在皮疹出现后一周以内，合并水痘脑炎与水痘程度轻重无关。水痘脑炎表现有头痛、呕吐、眩晕、嗜睡、昏迷、高热、抽搐，并可出现步态不稳、言语不清等。

大部分水痘脑炎小儿可完全恢复，死亡率为 5% ~ 25%，约 15% 可留有智力障碍、癫痫、运动障碍或行为异常等严重后遗症。

水痘患儿一般全身症状较轻，无须住院隔离，但其传染能力强，须避免接触其他小儿，隔离到水痘全部结痂。疱疹可涂用龙胆紫预防感染，并注意不能给水痘患儿使用激素，防止感染扩散，以免加重病情。当患儿头痛、呕吐、眩晕、嗜睡、昏迷、抽搐或步态不稳、言语不清时应尽早住院，检查脑脊液，如发现脑脊液中蛋白和细胞数增多，糖正常则可以确诊。确诊后应积极抢救，以减少后遗症，并减轻对智力的影响。

狂犬病会影响小儿智力发育吗

狂犬病又称为恐水症，是由狂犬病毒引起的一种人畜共患的中枢神经系统急性传染病。人多因被病犬咬伤后而受感染。本病以兴奋、恐水、怕风、流涎、咽喉肌痉挛、全身瘫痪为特征。

本病世界各地都有发生，儿童患狂犬病比成人多，因儿童喜欢追逐犬类，对行为异常的犬类缺乏辨别能力，不知躲避，又无自卫能力，故被咬伤的机会较多。狂犬病毒一般存在于狼、狐、豺、野犬、鼠、兔、蝙蝠等野生动物中，家犬、猫、牛、羊、马等家养动物接触上述病兽也易传染。在动物管理措施缺乏、家养动物狂犬病没有控制的地区，狂犬病易在犬中流行，也可导致人狂犬病流行。在动物狂犬病中，犬狂犬病占90%，其他家养动物占5%～10%，其中猫占多数。

被病犬咬伤或病猫抓伤后一般在3个月内发病，短的8天，长的可达一年发病。头、面部被咬伤，伤口深者发病早。病儿开始感觉伤口疼痛和麻木感，随后有发热、多汗、全身疼痛不适、失眠或嗜睡等症状，对痛、声、风、光等刺激开始敏感，较大儿童可诉咽喉部有紧缩感。1～3天后病儿进入兴奋状态，较大儿童会感到极度恐怖，有大难临头之预兆感，还可有意识模糊、言语杂乱、辨别方向错误及颈部僵硬等脑膜刺激症状，最突出的症状是怕风、恐水。吞咽食物和水时，咽喉部肌肉出现疼痛性抽动，以后遇到风、声音、气味、光亮、见水或说到水，均可引起咽喉部肌肉抽动。小儿流涎较多，体温可达39.5℃～40.5℃，咽喉部肌肉抽动使病儿感到极度痛苦，不仅无法进食和饮水，还可导致呼吸困难和缺氧，严重者全身抽动。病儿常在发作中死于呼吸衰竭、循环衰竭。存活小儿于1～3天后抽搐停止，逐渐安静，然后出现瘫痪，以肢体瘫痪多见。呼吸微弱不整齐，血压下降，脉搏减弱，四肢冷，常因呼吸衰竭和循环衰竭死亡。

由于狂犬病发病后死亡率极高，小儿发病过程中反复出现咽喉部肌肉抽动，甚至全身抽搐都可导致脑缺氧，出现呼吸及循环衰竭时可导致脑缺氧缺血性损伤，如患儿抢救存活智力发育肯定会受到影响，故应预防狂犬病。首先要管理好动物，犬或猫应进行预防接种，动物患狂犬病后应立即捕杀、深埋，不可剥皮，这样可消灭传染源。其次，被犬咬伤或被猫抓伤后应在两小时内及时、彻底地处理伤口，并注射狂犬疫苗，以预防发病。

狂犬病的治疗效果不佳，应采取适当措施减轻患儿痛苦和对症治疗，还要注意预防狂犬病者感染医护人员。病儿应单独隔离，由专人护理，病室应避光，保持安静，周围不要有噪声、流水声。兴奋不安时可给镇静剂，输液供给营养，纠正脱水和电解质紊乱。呼吸衰竭是引起死亡的原因，故出现呼吸衰竭时应进行气管切开、人工呼吸器维持呼吸等方法纠正呼吸衰竭。还要使用免疫抑制剂和抗病毒药物，干扰素、阿糖胞苷等可干扰病毒复制。

🧑‍⚕️流行性腮腺炎会影响小儿智力发育吗

流行性腮腺炎为腮腺炎病毒所致的急性呼吸道传染病。以一侧或双侧腮腺肿大、疼痛为特征，还可引起颌下腺肿大，并发脑膜脑炎也较常见。病儿感染后可获得终生免疫。

流行性腮腺炎是儿童传染病，大多发生于学龄前及学龄期儿童，15岁以下发病率可达85%。本病常在幼儿园、学校及卫生条件不良的集体单位中发生流行。冬春二季多发，但终年有散发病例。患儿开始发热、头痛、全身不适、食欲减退，在张口和咀嚼食物时可感觉耳垂下疼痛，然后出现一侧或双侧腮腺肿大，以耳垂为中心，向前、向后、向下发展，皮肤不红，压痛明显，腮腺肿大在2~3天内达高峰，然后渐渐消退，全部消肿需要8~10天。

大多数病儿仅出现腮腺肿痛症状，少数病儿可合并急性胰腺炎，出现上腹疼痛、呕吐等症状。男孩合并睾丸炎时出现睾丸肿痛，少数合并肝炎、心肌炎、肾炎、乳腺炎、泪腺炎、甲状腺炎、关节炎、血小板减少性紫癜等病，出现相应的症状，但较罕见。对小儿危害最大的并发症是脑膜脑炎，一般在腮腺肿大后一周内发生，也有在腮腺肿大之前发生者。小儿发热、剧烈头痛、喷射样呕吐、嗜睡和颈部僵硬，严重者可有意识不清、言语杂乱、辨别方向错误、惊厥及昏迷等症状。少数患者听神经损害可致永久耳聋，还有的可引起脑积水等。

由于流行性腮腺炎合并脑膜脑炎时，出现脑水肿，以及小儿惊厥、昏迷、意识障碍等表现，如不及时治疗可引起脑损害，对小儿智力发育产生不利影响；听神经损伤可致永久耳聋，也可间接地影响小儿智力发育，故应积极预防流行性腮腺炎发病。小儿应注射流行性腮腺炎减毒活疫苗；患病小儿要隔离至腮腺肿胀完全消退后3天；正常小儿不要接触患病的小儿或成人；有接触史的小儿可服板蓝根冲剂预防发病。

患病病儿应适当卧床休息，食半流质饮食（面条、稀饭等），避免酸辣食物，保持口腔卫生。发热、头痛等可用解热镇痛药，肿大的腮腺可外敷中药青黛，还可口服清热解毒、消肿的中草药。小儿高热、剧烈头痛、频繁呕吐时应及时送医院诊治，如确诊为腮腺脑炎应积极抢救，减轻脑损伤，防止后遗症。

钩端螺旋体病会影响小儿智力吗

钩端螺旋体病是一组由致病钩端螺旋体所致的急性传染病，以种水稻的种植地区和沼泽地区多见。主要在夏秋两季发生，南方一年四季都可发病。在暴雨或洪水后可在地方流行。老鼠等野生动物和家畜为传染源，多数为鼠或猪尿污染水后，人通过水田劳动、游泳、戏水等方式，螺旋体从皮肤黏膜侵入人体，引起全身许多脏器和组织的损害。

本病根据表现分为五型。①流感伤寒型：起病急，发热，寒战，全身痛，肌肉痛，双眼充血，腹股沟淋巴结肿大。②黄疸出血型：发病3～6天体温下降后出现黄疸、肝肿大、少尿或无尿、皮肤内脏出血。③肺出血型：有咳嗽、咳血、胸闷、胸痛、肺部罗音等症状。④肾炎型：肾脏有叩击痛，尿少或无尿，尿检查有异常。⑤脑膜炎型：小儿比成人多见。起病数日后头痛、呕吐、烦躁不安、惊厥、嗜睡、昏迷、颈强直。少数脑膜脑炎的表现有瘫痪和精神症状。

恢复期除发热、眼部病变外，常见血管神经系统症状，通常于急性期后半月至半年发生，主要表现为闭塞性动脉炎，其次为蛛网膜下腔出血、脊髓炎、周围神经炎等。其表现多有偏瘫，可伴失语、头痛、呕吐和精神等症状，重症可有意识障碍、惊厥、颅内压增高，甚至脑疝死亡。

本病急性期经过治疗多能及时缓解痊愈，重症影响到生命器官也能导致死亡。在出现神经系统症状时半数于发病后半月至2个月内病情稳定，以后开始不同程度地好转，但很少完全恢复，多留有偏瘫、失语、精神症状或智力减退等后遗症。由于本病可致小儿智力减退，故应积极预防。对有钩端螺旋体病的疫区应保持环境卫生：防止洪水泛滥，大力灭鼠，家畜应圈养；防止老鼠及家畜的尿污染水源；做好饮水消毒工作；病畜要及时治疗；小儿应避免与家畜密切接触，教育小儿不要到疫水中戏水、洗澡，患者应及时隔离治疗。对易患病者可进行钩端螺旋体多价菌苗预防接种。

本病治疗时，急性期应供给足够的营养和水分，对症处理发热，注意纠正水和电解质平衡紊乱，必要时输液或输血，重症可用激素。病因治疗主要用青霉素。出现神经系统症状时，除急性期治疗外还应处理脑水肿，合理使用血管扩张剂。

精神性厌食对小儿智力有影响吗

饮食不仅与小儿体格发育有关，对智力发展也具有重要意义。食欲障碍是有碍于智力发展的因素之一。精神性厌食多与家长有关。

急性精神刺激所引起的婴幼儿厌食一般发生在出生后 5～8 个月。由于母亲奶量减少，食物种类增加，母亲接触婴儿的时间减少，或突然改变环境，为了断奶或工作需要而突然把小儿与母亲分开而托他人或在外地抚养，均易引起婴幼儿精神变化。小儿先表现为消极进食，以后则主动拒食，强迫喂食则哭闹或引起呕吐。另外，还可能有精神不振、活动减少、情绪低落等表现。

我国明代《幼科发挥》一书记载了小儿精神情志方面的疾病：一个一岁半的小儿，忽有一天开始出现闷闷不乐，昏睡不吃。医生检查既无外伤表现，又无内伤，详细询问后才知道原来小儿有一个好朋友，从好朋友离开后便精神不振，不思饮食。于是小儿的父母找来那孩子，而该小儿则转忧为喜，没有用任何药物而食欲恢复到从前。由此可以看出儿童对精神刺激十分敏感中医学认为思过伤脾，必将影响小儿饮食。

另外，育儿方法不当也影响小儿食欲。目前的小儿都是特宝儿，经济条件好，爷爷、奶奶、父母亲都把精力放在小儿身上，为了满足小儿的要求，避免小儿哭闹，要什么买什么，毫无限制。有的小儿吃一餐饭要花 1 ~ 2 小时，还要父母连哄带骗，端着饭碗跟着小儿身后到处跑，造成小儿精神性厌食，见吃饭就烦，毫无食欲。还有现在动画片及玩具增多，小儿边吃饭边看电视、玩玩具，均会影响小儿食欲。

由于厌食会引起小儿营养不足，导致体格及智力发育不良，所以作为父母应避免对小儿急性精神刺激。如果为了断奶或工作需要，应在此之前让小儿与护理人员多接触，建立良好的关系，母亲应尽量腾出时间关心小儿，防止小儿精神性厌食发生。同时，应正确育儿，对小儿不能太宠爱：鼓励少吃零食，定时吃饭，营养全面，避免暴饮暴食；吃饭应专一，不能边吃边玩；不要强迫进食，以免使小儿反感，加重精神性厌食。

屏气发作会影响小儿智力吗

屏气发作是一种在婴幼儿时较多见的发作性神经官能症，以呼吸暂停为主要特点，6个月以前和6岁以后少见，最多见于2岁以内的小儿。

本病表现在小儿遇到疼痛或情绪刺激时痛苦、恐惧、发怒或受挫折之后就哭叫几声，呼吸加深加快并很快呼吸暂时停止，口唇青紫，四肢僵硬，严重的患者青紫明显。短暂的意识丧失表现为昏厥，出现一阵阵的四肢肌肉抽动，有的小便失控，全过程1分钟左右，重者可达2~3分钟，接着全身肌肉松弛，开始呼吸，大部分神志恢复正常或短暂发呆，也有立即入睡。发作开始时不频繁，随着年龄增长而逐渐发作次数增多，每天发作次数不定，重者可达一天数次。屏气发作3~4岁以后逐渐减轻，可自发缓解，6岁以后极少见。

患病的小儿虽然智力正常，但小儿处于智力发育阶段，特别是

2 岁以内发展最快，如果频繁的屏气发作，可致长期的脑缺氧，对小儿智力发育必定是有影响的。本病一般无须治疗，但发作频繁，抽搐，持续时间长时，应给氧，还可使用镇静剂止惊，减少发作次数，预防长期脑缺氧引起脑损害。本病重点在于预防发作，关键在于家长对小儿正确教养，家长平时对孩子既要和蔼可亲，使他感到家庭的温暖，又要耐心教育，使他自觉地严格要求自己。如果为了不使小儿受刺激，过分地强调不挫伤小儿情绪，常常可以无原则地满足孩子的欲望，将来造成小儿性格异常。反之，如果总是对小孩提出一些严格过分的要求，容易造成该病的发作，这都是对小儿不利的。

口吃会影响儿童智力发育吗

口吃是儿童常见的一种语言障碍，轻重程度不同。2 ~ 4 岁为儿童语言发育阶段，小儿对周围事物兴趣很浓，但语言功能尚不成熟，所以讲话时会出现口吃，是一种正常现象，随年龄的增长，口吃就会消失，所以口吃一般不会引起家长注意。实际上，口吃本身可以直接或间接地影响儿童的智力发育，导致不良的心理，应该重视。

口吃的原因除 2 ~ 4 岁语言发育阶段的生理因素外，还可能是语言发育阶段，模仿别人口吃形成习惯，也可能是重大的精神创伤引起，还可能是患百日咳、流感、麻疹、猩红热或大脑创伤后，大脑皮质功能活动性减低，容易紧张过度导致口吃。

有口吃的儿童上学后，常常不能很好地回答老师提问，不能很好地与同学交谈，由此可能受到同学嘲笑，给患儿带来很大的精神压力。小儿因讲话时怕被人嘲笑，情绪紧张口吃更严重，时间久了，小儿不愿参加集体活动，变得孤独、自卑、情绪不稳、焦虑，重者食欲减退、失眠，这些都直接影响到小儿的学习和社会交往。由于不能广泛地获取知识，就会间接地影响智力的发展。学龄前儿童的不良情绪本身就可能影响到大脑的正常发育，导致智力障碍。

因此，广大家长要了解小儿口吃的原因，要针对病因进行治疗，同时父母要加倍关心小孩，千万不能嫌弃和训斥，让孩子精神放松，有话慢慢讲，先在家中练习，然后到人较多的地方练，不断地给予鼓励表扬。老师对有口吃的小孩应在课后个别提问，口吃好转后鼓励小儿在课堂上发言。药物治疗可在医生指导下使用小剂量溴剂、利眠宁等，减轻肌肉和呼吸紧张，增强训练效果。还可针刺内关、上廉泉、颊车等穴位，促进病情恢复。

婴儿孤独症会影响小儿智力发育吗

婴儿孤独症是一种年幼时起病的精神障碍，与先天性风疹有关，常伴有癫痫。孤独症患儿大多智力落后，但可在音乐、记数字方面有特殊的才能。

关于婴儿孤独症病因的意见目前还不统一，多数研究者认为此类行为异常是由于器质病变。患儿往往有较多的体格异常及脑电图变化。

本病的表现常见有言语困难和社会交往困难。出生后 2 个月还不出现笑，4 个月在母亲拥抱之下不感快慰，不能与人有眼对眼的注视。不能与周围人保持良好的社会交往，遇环境改变不能很好适应，多有刻板动作，智力落后占 75% 以上，仅 1/3 的病儿可勉强独立自主，有些伴有癫痫或其他神经系统显著异常。

本病的治疗方法仍处于探索阶段，语言训练、行为矫正和心理指导是较重要的治疗手段，较常用药物有氟哌啶醇、舒必利、氟苯丙胺等。

因此，当家长发现小儿出生后 2 个月还不会笑，对周围事物反应差时，要密切观察小儿成长情况，如不愿与小朋友一起玩耍，不愿参加集体游戏，不喜欢模仿大人的动作，语言单调，经常说重复语言、刻板语言或自造词句，社交活动中面部表情、身体姿势或手势运用不当，要高度怀疑本病，送医院治疗。同时，加强语言训练，以矫正异常行为。

小儿多动症会影响小儿智力发育吗

小儿多动症是一种以行为障碍为特征的常见的儿童病症，多在7岁前发病。

本病的病因还不十分清楚，认为与下列因素有关：母亲妊娠时精神紧张、受过严重的精神刺激、过度的愤怒或悲伤等影响胎儿大脑发育，妊娠期煤气中毒，婴儿早产，产伤或出生时缺氧等，都对脑功能造成不同程度的损害。另外，患病儿童多住大城市，工业污染严重，小儿血中铅含量增加，血中铅量增高与认识、言语感知障碍有一定的关系。另外，还可能与某些化学物质过敏有关；本病也与放射线及精神高度紧张有关。

多动症是以活动多为主要表现。婴儿期就有好动、不安宁、喂食困难、哭闹、入睡困难、易醒、双手不停地翻弄所看到的东西等表现。上学后在教室里坐不安稳，比较严重者擅自离开坐位在教室内走动，推撞别人，惹事生非，挤眉弄眼，作各种怪动作。注意力不集中，无目的地从一个活动转向另一个活动，一个玩具没玩一分钟就丢下，又去拿别的玩具。课堂上老师警告不要做小动作，病儿尽管点头答应，但转眼就弄起别的东西。即使是有限的作业，也不能一次坐下来完成。行为冲动，不顾后果。学习困难，掌握词汇、计算能力也许正常，但解决实际问题的能力差，主要是感知障碍引起对上下左右不能很好地辨别。

多动症的治疗包括药物治疗和行为治疗，行为治疗包括培养儿童的注意力及自我控制能力，当患儿有好转时应给予鼓励表扬，培养小儿对治疗的信心。药物治疗应在医院进行，在医生指导下用药。

多动症本身不一定影响智力发育，但小儿可有智力发育不平衡，影响到学习，老师和家长常常认为小儿学习不用功，经常受到老师的批评和家长的惩罚，挫伤了小儿的自尊心和自信心，使小儿产生看到书本就焦虑的心理，长期的精神压力可间接地影响小儿智力发育。因此家长发现小儿动作特别多，学习困难，应带小儿到医院看病，及时治疗。

👤 21-三体综合征对小儿智力有影响吗

21-三体综合征是由于小儿染色体畸变所引起的先天性疾病，

以智能落后为主要表现，并具有特殊面容和其他畸形。

引起小儿染色体畸变的因素有：母亲在孕期接触大量放射线及化学药物；母亲妊娠年龄在 35 岁以上或丈夫在 55 岁以上；母亲在怀孕早期患病毒感染，如肝炎等。

21-三体综合征表现有智力发育障碍，体格发育迟缓。患儿具有特殊面容：脸圆扁、双眼距离宽、眼球突出、眼裂小、鼻梁低平、耳朵小、常伸舌、流涎多。手宽大，手指短，小指向内侧弯曲。常伴有脐疝、先天性心脏病、十二脂肠狭窄或闭锁等畸形。

本病无特殊治疗方法，主要是对小儿进行智能训练，辅以针灸治疗，早期试用谷氨酸、甲状腺素片、维生素 B_1 及维生素 B_6 等治疗，可能有些帮助。

因本病治疗效果不佳，对小儿智力影响较大，故要积极预防。妊娠妇女在 35 岁以上，或丈夫在 55 岁以上，应做羊水检查；避免 40 岁以上生育；25 ~ 30 岁的妇女如生过 21-三体综合征病儿应检查染色体，如果有染色体异常应节育，再生育则生此病小儿的危险系数较大，如果已怀孕应进行羊水细胞培养，如胎儿染色体异常，可终止妊娠；怀孕妇女特别在怀孕头三个月应避免接触放射线和有毒的化学物质，预防肝炎、风疹等病毒感染。

猫叫综合征对小儿智力有影响吗

　　猫叫综合征是一种由染色体异常所引起的疾病。本病病因与母亲怀孕年龄较大有关。病儿具有生长发育迟缓、头面部畸形、奇特的哭叫声、智能障碍及皮纹改变等特点。由于多数病儿具有哭声微弱、似猫叫的特点，故称为猫叫综合征。

　　猫叫综合征病儿出生时体重偏低，平均体重小于 2 500g，身长低于正常小儿，头小，生长障碍。最显著的特征是婴儿期有微弱、悲哀、咪咪似猫叫的哭声，长大后消失，这是由于喉部软骨发育障碍所致。病儿两眼距离较宽，下颌小，眼斜视，眼裂向外下斜，可有白内障，鼻梁宽而平，耳朵小。1/3 的小儿有先天性心脏病，肾及骨骼也有畸形。病儿 2 岁才会坐，4 岁时才会走。有些病儿像婴儿样卧床不起，不会说话，只能简单说几个字，智力低下，脑电图可有异常。

　　对于在婴儿期有特殊的猫叫样哭声，面部异常特征的小儿可高度怀疑本病。严重的智能障碍、身材矮小、小头、眼距宽、眼裂向外下斜，染色体检查异常可确定诊断。

　　本病虽然死亡率低，但对小儿智力及生长发育影响大，故应积极预防。避免高龄怀孕，最好不超过 35 岁；怀孕期不吸烟，不饮酒，避免接触放射线及某些有害的化学物质，以减少染色体畸变，避免本病发生。

苯丙酮酸尿症对小儿智力有影响吗

苯丙酮酸尿症是先天性苯丙氨酸代谢障碍性疾病。本病可遗传。因为患儿体内缺少苯丙氨酸羟化酶，苯丙氨酸不能转变为酪氨酸，因而使苯丙酮酸量增多，造成苯丙酮酸在血液中和脑脊液中积累增加，给发育中的婴儿神经系统造成严重损害。出生后随着含苯丙氨酸食物不断摄入，苯丙酮酸代谢量增加，从尿中排出，形成苯丙酮酸尿。过量的苯丙氨酸抑制酪氨酸转变为黑色素的过程，因而小儿皮肤、毛发色素减少。

智力低下是本病的突出表现。新生儿期表现不明显，一般在3个月左右开始发现小儿表情呆滞、烦躁、智力落后。只有1%的患儿智力近于正常，以言语障碍最明显，还有行走困难、步态不稳。80%的患儿有脑电图异常，25%～35%的患儿癫痫发作，不易控制。新生儿期毛发可能正常，以后逐渐变为浅黄色，皮肤白嫩，有湿疹样皮疹。尿有"霉臭"或"鼠尿样"气味。

因此，对于家族中头发改变、易呕吐，有湿疹、汗或尿有"霉臭"味的小儿应到医院确诊。一经诊断即应控制饮食，用特制的低苯丙氨酸水解蛋白奶。如在生后 1 个月内即开始治疗，智力可接近正常；在 2～3 岁开始治疗还可以限制脑损伤的发展，但对已发生的脑损害则难以恢复。治疗时机从婴儿时开始，一般要持续到 4～6 岁。

地方性呆小病对小儿智力有影响吗

地方性呆小病多发生于严重的地方性甲状腺肿流行地区，主要是由于当地的饮水和食物中含碘量不足，母亲在孕期饮食中缺碘，以致对胎儿碘的供应量不足，使胎儿不能合成足量的甲状腺激素，严重影响胎儿中枢神经系统发育和机体新陈代谢，并对智力有显著的影响。

地方性呆小病的表现有两种类型：一种表现为智力显著低下，听力及语言障碍，运动不协调，痉挛性瘫痪，少数病例有癫痫样发作，患儿身高可接近正常。查血,血中甲状腺素浓度可能正常或偏低。第二种表现为体格及智能发育落后，身材矮小，四肢粗短，腹部膨隆，而神经系统检查正常。约25%的小儿甲状腺肿大,血清中T3、T4均低，TSH升高。

由于本病是因胎儿期缺碘所致甲状腺分泌不足，引起发育异常，而出生后给予甲状腺素治疗，神经系统损害难以恢复。因此，在怀孕期间要进行预防：地方性甲状腺肿流行地区应用碘化食盐；孕妇应多食含碘食物，如海带、紫菜等；对有甲状腺肿的育龄妇女应积极进行治疗；甲状腺肿流行地区孕妇所生婴儿应密切观察，必要时予以治疗。

小儿肥胖症会影响智力发育吗

小儿肥胖症是由于长期能量摄入超过消耗，导致体内脂肪积聚过多而造成的疾病。体重超过同年龄、同身高小儿正常标准的20%，即可称为肥胖。小儿肥胖症与成人肥胖症、冠心病、高血压、糖尿病有一定关联，近年来报道，肥胖对儿童智力发育也有影响，故应及早预防。

小儿肥胖症的病因与下列因素有关：①摄入过多高热量和脂肪食物，超过机体的需要，转化成脂肪储存在体内，导致肥胖；②遗传因素，肥胖双亲的后代发生肥胖者约80%；③小儿活动过少，消耗得少；④胎内因素，孕妇进食过多，易发生胎儿过重并导致小儿肥胖；⑤因病长期卧床、脑部疾病、长期使用皮质激素等也可引起继发性肥胖。

小儿肥胖症最常发生在婴儿期，5～6岁时和青春期。由于婴儿期肥胖时脂肪细胞不仅体积增大，而且数目增多，因而以后发生成人肥胖的概率大。婴儿肥胖易患呼吸道感染、哮喘和佝偻病。

肥胖儿童大多数为单纯性肥胖，除进食较多外无其他不适，患儿食欲极好，常多食，有喜食肥肉、油炸食物或甜食的习惯。明显肥胖儿童可有疲乏感，用力时气短或腿痛。严重肥胖者可出现呼吸浅快，肺部换气量减少，引起低氧血症，红细胞增多，紫绀，心脏扩大，心力衰竭，甚至死亡。肥胖儿童常有心理障碍，既是引起肥胖的原因，也是肥胖持续存在的附加因素。

近年来有人对部分小学肥胖儿童进行智力检测，认为肥胖可使儿童智力不充分发育，学习方面运算和思维的敏捷性处于劣势。因而动手能力、辨别能力、认识事物的能力不如普通儿童。

由于小儿肥胖症对小儿危害较大，故家长要注意预防，不要错误地认为小儿吃得越多越好，长得越胖越壮。小儿体重高于同年龄、同身高正常小儿标准的20%为肥胖；20%～30%为轻度肥胖；30%～50%为中度肥胖；75%为重度肥胖。肥胖小儿的治疗可控制饮食中的高蛋白、低脂肪，少吃肉，多食水果、蔬菜；要加强锻炼，使能量消耗增加，如跑步、散步、踢球、做体操等。小儿开始时常因运动气短、动作笨拙而不愿锻炼，家长应鼓励小儿多锻炼，逐渐养成习惯。药物治疗很少用于儿童。

第 3 章

诊断须知

确诊病症下对药，必要检查不可少

智能发育迟缓的诊断原则

首先应根据智商和适应行为及发病年龄判定有无 MR，再进一步寻找引起 MR 的原因。在诊断过程中，应详细收集儿童的生长发育史，全面进行体格和神经精神检查，将不同年龄儿童在不同发育阶段的生长发育指标与正常同龄儿童进行对照和比较，判定其智力水平和适应能力，作出临床判断。同时，配合适宜的智力测验方法，即可作出诊断并确定 MR 的严重程度。

（一）智力测验和行为判定

轻度 MR 多用智力测验，重度以上 MR 采用智力测验方法往往有困难，必须依靠行为评定量表，而评定量表对鉴别轻度 MR 时，又不及智力测验可靠。因此两种方法应配合使用，对检查结果必须综合分析。

智力测验方法：

1.筛查法测试的内容大多是从各种经典的智力测验方法中选出。测验时仅需较短的时间，可以初步筛查出可疑病例。筛查结果只能作为是否须进一步检查的依据，不能据此而诊断。目前，国内常用的筛查方法有以下几种：①丹佛智力发育筛查法（Denver developmental screening test，DDST）：适用于初生至 6 岁小儿，方法操作简便，花费时间少，工具简单，信度和效度均好。此法已被世界各地广泛采用。②绘人测验：根据画出的人形进行评分，判断智力发育水平，适用于 5 ~ 12 岁儿童智力筛查。年龄较小的孩子有得分偏高而年龄较大小儿有得分偏低的趋势。此测验与其他智力量表测验所得的 IQ 明显相关。

2. 诊断法：①韦氏儿童智力量表（WISC-CR）适用于 6 ~ 16 岁儿童。②中国 – 韦氏幼儿智力量表（WPPSI）适用于 4 ~ 6.5 岁儿童。③婴幼儿发育检查量表（Gessell Scale-R）适用于 0 ~ 3 岁儿童。

（二）适应行为评定法

1. 婴幼儿 – 初中学生社会生活能力量表适用于 6 个月 ~ 13 岁至 15 岁儿童。此量表是诊断、MR 及分级不可缺少的工具。

2. 新生儿行为神经评分法（NBNA）全国协作组已通过调查研究，确定全国新生儿 NBNA 正常范围，其临床应用正在逐步开展。

B超检查会影响胎儿健康发育吗

B 型超声检查仪是一种很有用的医学诊断仪器，在产科常用于诊断妊娠、观察胎儿生长发育情况和胎盘情况等。长期以来，人们普遍认为 B 超是一种非侵入性的、对受检者无损害的检查。其实，超声波也是一种能量形式，达到一定剂量时受检者体内会产生生物效应，使发生生物效应的局部细胞受到损害。在人体的多数器官中，损伤少数几个细胞无关紧要，但如果损害了生殖细胞或处于发育敏感阶段的胚胎，后果是严重的。

曾有人利用新生儿脐带血的淋巴细胞做"姐妹染色单体互换"试验，简称 SCE 试验，对妊娠 3 个月以内，孕 4～6 个月及孕 7 月至足月首次接受 B 超检查和怀孕后未做过产科 B 超检查的新生儿脐血中的 SCE 进行比较，结果显示：早孕期间做过产科 B 超的新生儿脐血中 SCE 频率增高，而中晚期妊娠做过产科 B 超检查的新生儿脐血 SCE 与孕期未曾做过 B 超的新生儿无显著差异。

SCE 增高是机体受环境有害因素影响的一种警告信号，反映细胞的遗传物质受到损伤后仍存活下来的细胞情况。早孕期是胚胎受致畸、致突变、致癌因素影响最危险阶段，B 超检查引起该阶段的 SCE 频率增加，表示胎儿的 DNA 可能受到某种损害。因此，早孕期的产科 B 超检查应慎用。

但到底是不是一次 B 超就会影响胎儿，检查多长时间会对胎儿产生影响，目前尚无定论。国内曾以强度 $20mW/cm^2$ 的剂量，对 1 万名孕妇进行孕期常规检查，未发现一例胎儿异常。为进一步确保安全，我国于 1987 年规定，超声波检查的安全剂量为 $10mW/cm^2$。

因此，除外科研或特殊情况下对胎儿须进行长期动态观察外，目前各医院在妇产科领域使用的常规 B 超检查对胎儿是无害的。

孕妇 X 线检查会致小儿智力低下吗

早已证实，孕妇在胚胎器官发生的敏感期（妊娠 3 ~ 8 周）接受过大剂量的 X 线照射，不仅可以使胚胎发育迟缓、骨骼畸形，甚至可造成流产或死胎。12 周以后虽然大部分器官已经形成，但牙齿、生殖腺及中枢神经系统还在继续发育中，对于接受 X 线以后的反应也很难肯定。故作为妊娠妇女，常规体格检查的胸部透视现在都主张应该推迟到妊娠 7 个月以后再进行。美国芝加哥产院曾在 1948 年对 1 000 名怀孕晚期的孕妇进行 X 线摄片骨盆测量，19 年后随访这些孕妇所生的子女，并没有发现智力低下和神经系统的疾病，说明妊娠晚期作 X 线摄片对胎儿无不良影响。但是，从剂量大小来讲，摄片比透视所带给胎儿的影响更小。所以，如果须用 X 线来判断母亲或胎儿是否存在一些异常情况时，倾向于选择拍片。

不论怎么说，一旦孕妇患有急性病症而且必须通过 X 线检查才能作出诊断时，还是应该从孕妇的安全出发，采取必要的检查手段，待病情稳定后再考虑孩子的问题。在一般情况下，怀孕早期应该绝对禁止接受 X 线照射及其他的电离辐射（如物理治疗等），否则可能造成胚胎异常而致孩子智力障碍。

你知道产前诊断对优生的重要作用吗

产前诊断又称为宫内诊断，指妊娠 5 个月内利用一定技术对胎儿健康进行检查，以便发现患严重遗传病或先天性疾病的胎儿，并决定是否采用选择性流产，以防止患病儿出生。这在染色体疾病和神经管缺陷等方面已取得明显效果。凡有以下条件之一的孕妇应进行产前诊断。

（1）有染色体异常胎儿分娩史者。

（2）曾有多基因畸形胎儿妊娠者，曾妊娠过无脑儿的孕妇，其下一胎重复的危险率为 5% ~ 10%。

（3）35 岁以上的妇女生育染色体异常新生儿的概率随年龄增长而升高。35 岁时为 1/365，40 岁为 1/109，45 岁时为 1/32。

（4）有习惯性流产、死产史或夫妻任何一方为染色体畸变携带者。

（5）家族中有或曾分娩基因病患者或携带者。

（6）有放射线或化学诱变剂接触史者；妊娠中期有肝炎、腮腺炎、流感、风疹、巨细胞病毒感染者及有弓形虫感染者；孕期曾服用大量抗生素者。

凡有上述情况的妇女，生育遗传性疾病和先天性疾病患儿的风险明显增高，故须主动配合医生，进行产前诊断，以防止生出严重患病儿，以免给家庭和社会带来负担。

怎样评价儿童智力发育水平，评价有何意义

评价儿童智力发育水平，首先必须了解正常儿童的智力发育。儿童智力的发展是参差不齐的：有的发展快，常被称为早熟儿童；有的发展较慢，被称为晚熟儿童；有的儿童学习快，智慧过人，常被誉为天才儿童；有的则因生理上等种种原因，学习和生活都有严重困难，被称为智力落后儿童。这些个体差异只是少数，绝大多数儿童基本上都按着差不多的速度发展，正是依据这些共同的特征将儿童生长期划分为婴儿期（从出生到1岁）、幼儿期（1岁到3岁）、学前期（3岁到6岁）、学龄期（6岁到11～12岁）及青春期。评价儿童智力是根据各期智力发育特点进行的，评价儿童智力发育的方法用智能测试。3岁以下婴幼儿大量地表现为行为活动，我们可以根据小儿一切形式的活动包括坐、爬、走、言语等来进行评价，即婴幼儿行为特点是智力发育水平的标志。婴幼儿行为活动的发展是

遵循一定规律的，某种行为在何时出现都有一定的次序，例如孩子对积木的反应，1 岁时只有试叠动作，15 个月能叠起两块，而 18 个月就能叠起 3 ~ 4 块，这是儿童神经系统和运动系统逐步成熟所表现的不同行为反应。故婴幼儿的行为特点是其智力发育水平的标志，常称为发育检查。3 岁以上儿童更多地出现智能活动（有目的的行事，理性的思维，妥善应付环境等），故一般用智力测验来进行评价。智力测验方法多，一般分定量、定性等两部分：定量部分专业特征强，适合专业人员使用，具有较为准确的诊断价值；定性方法操作方便，测试结果只须与正常标准作比较，不用评分，能粗略地评价智力，适合家长及一般人员使用。

评价儿童智力发育有如下意义：①为早期教育提供依据。儿童生长发育有其规律，早期教育应依据其规律，不能超越其实际水平和能力，不能要求过高、过急。②及早发现有缺陷的儿童，充分利用早期神经系统可塑性强的时机，改善环境进行训练，及早进行干预，以促进其智力发育。③可以发现儿童某一方面的问题，如有的小儿动作发育较迟钝，有的语言发育较晚，可根据每个儿童存在的具体问题加强教育和训练。

怎样评价婴儿智力

婴儿在动作、言语、感觉、知觉、记忆、思维等行为、智力发育上有其规律及特点（如前述），评价其智力水平就是以此为基础的，常用盖泽尔智能发育诊断法，其将一岁以内的婴儿以每四周为一年龄阶段，而以4周、16周、28周、40周及52周为"枢纽龄"（在行为上显示出特殊飞跃进展的周龄）。因这种方法较复杂，适合专业人员运用，不具体介绍。

学龄前儿童智力怎样评价

学龄前儿童的智力评价有细致客观的定量测验法——韦氏学龄前儿童智力量表，还有50项智能筛查量表、绘人智能测验、斯坦福–比奈智力测验量表，以及丹佛智力发育筛查测验等，均较为复杂，下表为简化筛选表以供家长等参考。

家长可以自测小儿智力发育吗

小儿从出生到两岁神经系统发育极为迅速，只要家长细心观察就可发现自己的小孩是否有智力发育障碍，如能及早发现，及早治疗，配合训练可以改善预后。

许多学者研究表明，不同年龄阶段小儿的生理和心理特点会表现出不同的行为活动特点，把这些典型的不同行为类型编成表格，测查小儿能达到的行为项目就能了解小儿智力发育水平。

下面介绍 1 ~ 10 个月正常小儿应达到的行为项目。

1 个月：逗引时自由活动减少，有响声的玩具在视线中能够注意到，俯卧时可抬头片刻。

2 个月：两眼能跟随周围走动的人，视线跟随有响声的玩具转动可超过中线。此时能举头摇摆不定，逗引时会微笑，俯卧时能抬头，尽量保持平衡。

3 个月：会发出"咯咯"的笑声，两眼能跟随上下左右移动的物体，将玩具放入手中能主动握着，俯卧时能抬头 45°，很稳。

4 个月：大声笑，把玩具送向口，两眼寻找发出声音的地方，俯卧时抬头较高，胸部离开垫子。

5 个月：由俯卧向仰卧或由仰卧向俯卧翻身，尖声叫，两手在胸前互玩手指，拉坐时头不低垂。

6 个月：两侧方向都能翻身，扶住能坐，伸一个手握玩具。

7 个月：自发向着玩具"讲话"，用玩具敲打物体，两手互相送交玩具，硬垫上能独坐片刻。

8个月：会发辅言 da、ba、ga、ka，两手分别握玩具，独坐较稳，用拇指、食指和中指捋纸屑。

9个月：互击两玩具，用拇指和食指捋纸屑，向前倾再坐直，俯卧能旋转躯干。

10个月：挥手再见，发音"爸爸"、"妈妈"，手指摸索和玩弄玩具，坐时会拉物自己站起，扶物站立。

如果孩子在不同月份能达到以上的行为项目即为智力发育正常，如不能达到以上行为项目为智力发育迟缓。发现小儿智力发育迟缓时应到医院就诊，寻找病因，尽早地开始治疗，同时配合训练，可以促进小儿智力发育，部分小儿可使智力正常。

第 4 章

治疗疾病

合理用药很重要，综合治疗效果好

🧑 何谓早期智力开发，早期教育有什么原则

早期智力开发就是在孩子具备某种能力之前的适当时期（比儿童智力发展规律的年龄略提前）内，给他们提供恰如其分的感官刺激，促进大脑发育，以加速儿童的先天潜能变为现实的能力，也就是早期给感官以合理的刺激使他们增加反应的敏感度，启发婴幼儿的潜在智力，包括发展小儿感知觉能力、动作及语言能力，培养小儿记忆力、注意力、思维想象力及良好情绪和意志等。

早期教育应遵循以下原则：

（1）应根据小儿大脑发育每个阶段的特点进行训练，遵循大脑发育的规律，抓住大脑发展的关键时机，提供环境条件以发展孩子的智力潜力，既要注意刺激、诱发儿童智力的发展，又要重视培养，发展儿童的良好行为和个性品德。

（2）循序渐进：神经系统的发育成熟有一定的先后顺序，孩子的智力发育也有一定的规律，故对儿童进行教育时应遵循生长发育规律和知识本身的顺序，由易到难，由浅到深，不能超过他们的实际水平和能力，不能操之过急，否则反会防碍儿童智力的发展。

（3）因材施教：不同的孩子由于遗传素质、生活环境、接受教育及个人努力程度不同，在身心发展的条件和发展水平上存在着差

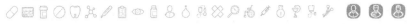

异，其兴趣、能力、性格也都不同，即使是双胞胎其智力水平也不完全相同。因此要根据每个孩子的个性特征，实施不同的教育，而且家长不能把自己的兴趣爱好强加在孩子身上，对智力落后的孩子更要善于发掘他们各自的特长，激发孩子的兴趣及增强他们的信心，以促进其智力发展。

（4）避免过度教育：对儿童危害最大的一种教育方式是过度教育。过分地保护包办代替，会剥夺孩子练习正常动作的权利和机会，以至限制智能的发展；好奇好动是儿童的天性，过多地干涉会使孩子胆小、怕事，也会助长他们的反抗心理。过分保护和干涉培养出来的孩子缺乏独立性、自立性。过度期望会给孩子造成压力，使孩子出现神经衰弱、恐惧、逃学、旷课等现象。

（5）寓教育于游戏、讲故事之中：玩游戏和讲故事是最生动、具体的教育形式，适合孩子智力发育，各种游戏活动有利于智力发展，组织孩子游戏时应注意四个方面，即游戏互动、创造力、知识性和角色性，也就是通过游戏活动促进孩子的动作、技能的发展、言语的发育，发挥他们的创造力，促进思维能力及想象力发展。讲故事、听故事具有培养儿童表达力、注意力、思维力及想象力的综合作用，但应注意故事内容要适合孩子的智力水平，言语要生动，要注意培养孩子的想象力。

怎样促进婴儿的智力发育

婴儿期主要是运动、感知觉、言语等能力的发展，并开始有比较明显的无意注意和初步的记忆能力。开发婴儿的智力首先要注意对孩子感知觉的训练，新生儿期就用光亮、红色球等刺激视觉，用声音或音乐刺激听觉，妈妈应经常向婴儿说话以增加感情促进婴儿大脑的发育，以后可给婴儿作被动体操，给予玩具抚摸刺激触觉，婴儿虽不会说话，但有记忆会作出反应，故随着月龄的增长应增加对婴儿的爱抚，与之谈话，教给人物或物体的名称等。

从孩子牙牙学语阶段开始，家长就可以循序渐进地训练孩子的语言能力，此时婴儿能注意大人说话的声色、嘴形，开始模仿大人发出的声音和作出的动作，这时主要是训练孩子的发音，尽可能使其发音正确，对一些含糊不清的语言要耐心纠正；在训练孩子发音及说话时，引导孩子把语音与具体事物、具体人联系起来，经过多次反复训练，孩子就能初步了解语言的意思，如孩子在说"爸爸""妈妈"时，就会自然地把头转向爸爸妈妈，再经过一段时间的训练，就有初步的记忆，看到爸爸妈妈时就能发出"爸爸""妈妈"的言语。

给以合理的外界刺激促进动作发展。如4个月左右的婴儿喜欢用手玩弄胸前的玩具，家长可在3个月时，在他小床的上空悬挂一些玩具，使孩子双手能够抓到，这样就可锻炼他们手眼协调功能；八九个月的婴儿伏卧时能用双膝支撑着向前爬，家长可在孩子六七个月时就开始设法为孩子创造爬的机会，如放一二件玩具在孩子前方，让他俯卧着吸引他向前爬，尝试着去抓取玩具，以促进其动作发育。

婴儿情绪和情感在发展，应多给以爱抚及亲切的面容以培养良好的情绪和情感，父母和颜悦色、反复多次的爱抚语言还能促进婴儿大脑发育。

如何开发幼儿的智力

幼儿期随意动作、口语及感知觉迅速发展，开始最初的游戏活动，并出现最简单的想象力，记忆思维也较婴儿期增强，这为智力开发提供有利的条件。开发幼儿智力可从下面几方面进行。

（1）为幼儿创造合适的游戏运动环境：从游戏中促进幼儿动作和技能发展。

（2）培养幼儿的言语表达能力：2～3岁是口头语言发展的最佳年龄，应鼓励孩子大胆说话，引导他用语言表达自己的愿望、要求和感觉。多教孩子说歌谣、唱儿歌，这不仅可以训练幼儿的语言能力，还能训练他的音乐节奏感，培养艺术意识。

（3）让幼儿多看、多听、多动手：智力开发总是离不开知识，而要获得知识，必须通过看、听、摸等感知活动。应让幼儿多接触自然和社会环境，多动手以亲身感知事物，促进智力发育。2～3岁的幼儿听故事时会听得津津有味，家长应抓住孩子好奇、求知的这一心理经常给孩子讲些有趣易懂的故事，这样可增长幼儿的知识。

（4）启发幼儿多提问题、多思考：好奇多问是儿童的天性，有些孩子喜欢提问，这是思维活跃的表现，家长要耐心地用通俗易懂的语言回答，而不能敷衍了事；有些孩子提不出什么问题，家长应设法启发他们让他们自己提问，并站在孩子的角度，多提一些问题让孩子思考回答。

（5）鼓励幼儿的创造精神：孩子在玩游戏、搭积木时，应鼓励孩子的创造精神，引导孩子不重复别人做过的东西等，而帮助孩子自己想象着做，孩子拆弄玩具时，不要求全责备，因在"顽皮"的举动中，往往可能是创造力的表现。幼儿创造的欲望仅仅开始萌芽，需要家长、教师去发现、去引导，如完全按大人要求的模式做，则会抑制孩子的创造精神。

如何开发学龄前期儿童的智力

学龄前期儿童智力迅速发展，主要表现在随意运动及口头言语的发展，观察力、注意力、记忆力、思维能力及想象力的发展，创造力的萌芽及发展，好奇多问是其特点，这是学前儿童智力开发的基础。学龄前儿童早期智力开发的基本方法是：①组织和安排多种游戏活动，从中培养孩子的各种能力；②引导孩子到大自然中学习，不断发展孩子的感知觉，发展孩子的言语，以及孩子的各种能力，简言之就是玩中学。

（1）感觉和知觉的培养。感觉和知觉是认识的门户和基础，儿童感觉和知觉能力的发展，对于他们以后认识世界，掌握知识，以及从事各种改造世界的活动，具有终生的实践意义。应经常带孩子观赏大自然的风光，以扩大他们的视野，开阔他们的眼界，让孩子多看、多听、多摸、多闻以促进其各种感知觉功能的发展。

（2）语言能力的培养。3～6岁是儿童熟练把握口头言语的时期，良好的言语训练能加快这一进程。可以通过游戏、实物、儿歌、识字卡等，教小儿说话，背诵简单的儿歌及复述简单的故事，注意正确的发音，培养孩子辨音能力，丰富孩子的词汇并让孩子懂得词义；利用生活中遇到的各种事物向孩子提问，如外出时问树叶是什么颜色等，并要求孩子回答。

（3）观察力的培养。大自然千变万化为孩子观察提供最丰富的材料，家长有意识地带孩子多到户外活动，并引导他们观察自然景色及其变化，能大大提高孩子的观察能力；组织多种形式的活动，如游戏、泥塑、图片、幻灯及各种实物等活动，练习儿童观察能力；引导孩子观察每件日用品的用途（基本及多种用途）等。同时，要培养儿童随意观察组织顺序。

（4）记忆力的培养。学龄前期儿童的记忆是形象记忆，他们对具体形象的东西比较注意也容易记忆，年龄越小，图片、实物、图画等在保持和再现所起的作用越大，可以通过观察图象、实物等让孩子讲出所见的事物，通过讲故事后让他们复述等来培养其记忆力；要培养孩子的有意记忆、理解记忆及记忆的持续时间与正确率。

（5）思维能力和想象力的培养。人的想象力和思维能力是从小培养和发展起来的，学前期儿童的思维是形象思维，培养其思维能力时要注意与具体的形象相结合，如讲"动物"这个概念时，要联系孩子在动物园所见到的各种动物，说出这些动物各自特征及它们的共同点，使孩子真正懂得什么是动物。可以有意识、有计划地给小儿安排一些富于想象力和思维能力的活动，如玩游戏、玩魔方等，使其在活动中动脑筋、想办法，培养其想象力及启发他们的思维能力，鼓励孩子多提问，让孩子预想事情的结果等。

（6）创造力的培养。学前期是培养儿童创造思维能力的重要时期，其创造的欲望仅仅开始萌芽，须去发现、去培养及引导。可以通过具有创造力的游戏、手工、绘画、编故事等培养其创造力，让孩子多参加实践操作，如参加小制作、泥塑等，使儿童看到自己的成果，体会到乐趣，培养其创造思维的积极性。还可提出各种具有创造的问题，让孩子想并回答，如"你能用几种方法玩皮球？""你能用几种方法系鞋带？"等。

学龄期儿童智力发育有什么特点

学龄期是指进入小学后到青春发育期前的这段时间（一般为6~12岁），这一时期脑的形态结构基本完成，智能发育较快，表现在如下几个方面：①语言能力的发展：此期儿童言语能力是从听和说的言语向看和写的言语发展，处于日常生活用语向专门学习系统的母语过渡中，并由口头对话的言语向独白式言语发展，其书面语言的"写"落后于看、听、说。一般词义熟悉或口语常用的字容易识记，在低年级时，由于对字形只有模糊的印象，字义理解得不确切，易出现错别字。在低年级时不能明确掌握语法结构，只是在实际应用上掌握，约从四年级开始，儿童才能自觉地掌握语法结构。

②观察力的发展：此期儿童观察力的发展处于描述对象阶段，虽较学前期儿童发展，但缺乏目的、计划，不成系统，不持久，其中缺乏目的是此期儿童观察的一个显著特点，常影响儿童的观察效果。

③记忆力的发展：此期儿童记忆力发展虽较学前期稍慢，但在11岁以前仍显著提高，其记忆的范围更广、内容更丰富、记忆储存时间也延长；随着年龄的增长，无意记忆及有意记忆均在发展，但有意记忆发展更快，此期已占主导地位，随着学习任务和学习方法的提高和改进，有意记忆不断改造和发展；词的抽象记忆快速发展，逐渐占主导地位。④想象力的发展：儿童想象力的发展有一个从简单到复杂，从无意到有意，从再造想象到创造想象的发展过程，此期儿童随着年龄的增长及知识的积累，想象的无意性、模仿性逐渐减少，而有意性、现实性及创造性想象逐渐增多，如在看图作文中能想象出许多生动、合情合理的情节，但此期儿童想象的目的、复杂度及概括能力还不高。⑤思维能力的发展：学龄初期儿童的思维由具体形象思维发展到抽象思维，是思维发展过程中的质变，这种质变是一个较长的演变过程，开始时常具体、不自觉；在整个学龄期，儿童的抽象思维水平不断提高，发展的总趋势是抽象逻辑思维越来越占主导地位，但对于各门具体的学科来讲，儿童思维又表现出很

大的不均衡状态，一般对于比较熟悉较容易与具体形象相联系的概念，思维水平较高，对于比较生疏而距形象较远的概念思维水平较低。学龄期儿童的理解力处于不断发展中，小学低年级儿童以直接理解为主，对于内容的具体形象理解得较好，而对于内容的思想意义方面不能理解；中高年级的儿童随着思维能力的发展和经验的增长，间接理解逐步占主导地位，并能理解一定的抽象内容。

如何培养学龄期儿童的智能

培养此期儿童应从以下几个方面进行：

（1）语言能力的培养。学龄期是儿童有意识，且全面系统准确地学习和掌握语言的重要时期，是掌握书面语言的关键时期，要想让孩子成材，就要抓住这一语言学习的黄金时期，培养孩子的语言能力。阅读是培养此期儿童书面语言能力的基本途径，通过阅读活动，可以巩固和加深对所学文字的印象，锻炼儿童对文字的运用能力，还可从阅读中获得各种各样的知识，陶冶孩子的情操。要孩子阅读首先要培养孩子对读书的兴趣，使孩子自然而然地喜欢读书，而不能强迫。父母的读书习惯对培养孩子的阅读兴趣有很大的作用，能激发孩子的好奇心，还可给孩子大声念书。要让孩子与课外书交朋友以扩大孩子的知识面，而不要把孩子完全限于教科书上。家长要为孩子认真挑选适合孩子看的图书，帮助孩子阅读使其理解所读书的内容，但应注意不要鼓励孩子提前阅读高于他们年龄水平的读物。写作是儿童运用语言文字记叙和描述事物、表达思想感情的途径，7岁以后已具备初步书面语言能力，在正确的指导和训练下可以写简单的作文，家长应鼓励孩子仔细观察事物，掌握描写和叙述的技巧，根据孩子的兴趣以命题作文为主，注意帮助孩子审题、立意、选材、构思及安排段落层次等。注意此阶段小儿学习写作只是为了中学写作打基础，绝不能强其所难，要循序渐进。还可通过写信、写日记等方式培养孩子的语言能力。

（2）观察力的培养。此期儿童的观察缺乏目的、计划，无系统，不持久，故家长在培养孩子观察力时，要根据观察的任务，向孩子提出有目的的系统的观察要求，使孩子认真、细致、全面、系统地去观察，并逐步养成一种自觉、独立、有计划、持久的观察习惯。要为孩子创造良好的观察条件，多带孩子去认识和观察大自然，去动物园观察各种动物的外形及特征，观察社会上的各式人物等；让儿童的多种感觉器官参加观察活动，使其获得丰富的感性知识；在孩子观察之前应为他们提出观察任务，使其带着任务去观察，这样才会获得比较完整而清晰的观察材料；根据观察对象的不同特点，采取不同的观察步骤及方法，并帮助孩子比较及编写观察提纲。

（3）记忆力的培养。记忆力是可以通过科学的训练而不断提高的，培养学龄期儿童的记忆力可从以下几方面进行：①向孩子提出记忆的任务：家长及教师要善于向孩子提出短期和较长远的记忆任务，并说明主要记些什么，记到什么程度，使孩子心中有数；对于高年级儿童，要启发他们自觉地提出记忆任务，并激励他们为完成任务而记忆。②掌握记忆的规律：记忆是一个不断巩固的过程，重复次数越多，记忆时间就越长；给以的刺激新鲜，则能激起兴趣，记忆就能强化，所以要激起孩子记忆的兴趣，反复多次、循序渐进、前后联系才能增强孩子的记忆力。③掌握记忆的技巧：记忆是有窍门的，记忆的方法有整体、归类、联想、口诀、缩略、区别记忆法等多种，在学习中，要根据所学的不同内容，采用与之相应的记忆法，经常进行记忆锻炼，就可以提高孩子的记忆力。④合理地安排复习：复习的作用，在于强化已经形成的联系，巩固记忆，加深理解，有效地提高记忆效率。应培养儿童及时复习、经常复习并科学地分配复习时间的习惯，学习材料不同，复习方法亦应有所不同，如交替复习法、列表法等。

（4）想象力的培养。想象力是在人的意识倾向支配下，在已有的感知材料的基础上形成的。要发展学龄儿童的想象力，首先要加强理想、前途教育，端正想象方向。当孩子想象中出现奇异现象或失误时，家长和教师要认真观察分析，抓住实质给予正确诱导，切勿嘲笑、挖苦，更不能压抑孩子刚萌发的想象幼芽。要有计划地组织儿童参观、旅行等，让儿童亲自观察社会生活和自然现象，开展课外读书活动等以打开儿童的视野，丰富知识，为想象提供丰富的材料。教师可通过课堂教学激发儿童的再造想象，通过命题作文、科技活动等创造实践发展孩子的创造想象力。

（5）思维能力的培养。思维是一种积极的有目的的活动，是人脑对客观事物概括、间接的反映。培养儿童的思维能力首先要让儿童通过观察、实验获得大量的感性材料，并引导儿童上升到理论知识。及时引导儿童给概念下定义以提高孩子的思维能力，对要掌握的概念应多练习、多应用以加深对概念的理解。人思维过程的基本能力包括分析、综合、比较、抽象及概括能力。有的儿童读一篇文章不会分段落，观察到的各种现象概括不出其本质特征，这主要是思维过程的基本能力差，故应注意培养，应引导儿童动手、动脑，亲自分析、综合，并进行比较及概括。教师在教学过程中，可通过不同的教学方法培养儿童的抽象概括能力，引导孩子用提纲、图表等形式，把所学过的知识系统化。

（6）实践应用能力的培养。实践应用能力是指将所掌握的知识应用于实践的能力。家长要想让自己的孩子今后有所成，就必须从小训练孩子的实践应用能力，应从训练头脑、双手、眼光及个性等四方面进行。首先要最大限度地打开孩子的思路，使大脑积极地开展创造思维，让孩子自己动手以锻炼其双手，同时家长要为其锻炼创造条件，具有创造意识的双眼必须比观察力更深一层，故应注意培养。还要培养孩子有稳定的学习情绪，有自信、勤奋、百折不回的品格及不怕困难的精神，要经常让孩子用学过的知识去解决各种实际问题，学以致用是一个熟能生巧的过程。

（7）根据每个孩子的特长，还可对孩子进行音乐、绘画、舞蹈等方面的培养以促进儿童智力发展。

第 5 章

康复调养

三分治疗七分养，自我保健恢复早

如何才能预防遗传病

我们知道，多数遗传病是由亲代遗传下来的，但也有可能是由于某些条件使子代或者父母的配子细胞的基因发生致病性变异，这样他们即成为新的传播遗传病的源头。有没有办法预防遗传病呢？有：一是要注意生育保健，特别是在孕期，应尽量避免接触致畸、致突变的有害因素，二就是要做基因检查。

基因检查大致分为两步。第一步粗筛，通过婚前检查、遗传咨询等方式了解是否为近亲结婚，家族中有无遗传病患者，孕妇是否生过遗传病患儿，孕期是否接触过致突变因素等，以决定是否进一步检查。高龄孕妇也应做为重点粗筛对象。第二步是基因诊断，即从粗筛出来的可疑对象的血液白细胞中提取 DNA，再用特异的探针去检测某种基因正常与否。如果胎儿是可疑者，则取羊水细胞或绒毛膜细胞的 DNA 进行检查。一旦诊断胎儿是遗传病患者，应立刻进行选择性流产，以杜绝遗传病患儿出生。若检测出父（母）亲为致病基因携带者，则可用于指导其婚配和生育。随着科学技术的进步，基因治疗已成为最有吸引力的技术。基因治疗的目的是对那些出了毛病的基因进行纠正，最终治愈疾病。基因治疗有两种途径：一是向有基因变异的细胞给予一个同种正常基因，以代替致病基因；二是通过生化技术对致病基因进行手术和修复。从原理上讲，基因治疗是消灭遗传病最根本最理想的方法，但由于目前在技术上还有不少难题，故未能广泛用于临床。相信随着科学技术的进一步发展，社会的进一步进步，人类最终能杜绝遗传病儿诞生。

为何要特别注意成形期保护

妊娠的头3个月是"胚胎成形期"，因为此时受精卵移入子宫，着床后继续分裂、增殖，形成胚胎，各器官开始分化、形成，胎盘、羊水也在逐渐形成。胚胎各器官发育的大致时间基本上遵循着从头到脚的顺序：脑在受孕后的2～11周；眼在受孕后的3～7周；心脏在受孕后3～7周；牙齿受孕后6～10周；四肢受孕后4～8周；耳朵受孕后7～12周；口唇受孕后5～6周；上下腭受孕后10～12周；腹腔脏器受孕后9～10周（注：妊娠周数为停经周数减2）。到了3个月末期，胚胎已长成9cm长，20g重，初具人形的胎儿，一些主要的内脏器官也初具规格，在这个时期，细胞有丝分裂活跃，极易受各种理化因素影响，是致畸的敏感期。有实验证明：妊娠4周左右是致畸最高度的敏感期，第55～60天以后，敏感度很快下降。若胚胎在6～8周前受到致畸因素作用，容易发生中枢神经系统缺陷（大脑发育不全、小儿畸形、脊柱裂、脑积水等），以及心脏畸形、肢体畸形、眼部畸形、唇裂等。如果在孕 8 ~ 12 周受损害，则易发生耳畸形、腭裂、腹部畸形等。

所以，在孕早期应尽量避免有害因素，戒烟酒，避免长时间待在拥挤、空气污浊、嘈杂的地方，预防感染发烧，慎重用药，避免有毒有害的工作环境，特别注意保护好"成形期"胎儿的正常发育，对无诱因的自然流产应顺其自然，切勿盲目保胎，以为生个健康聪明的宝宝迈出第一步。

怎样预防宫内发育迟缓

预防胎儿宫内发育迟缓，应从怀孕之前开始，如暂停接触毒物和放射性物质，妊娠后应避免病毒感染。从妊娠 3 个月起，应特别注意饮食，增加膳食中蛋白质、维生素、铁、钙等含量较多的食物，不要因为怕孩子大，产后体型恢复不好或难产而节制饮食。有内科疾病及浮肿的孕妇应该增加侧位卧床休息的时间，以增加胎盘血流量，使胎儿发育良好。

我国近年来胎儿宫内发育迟缓的婴儿还占出生总数的 7‰ ~ 8‰。这些孩子在出生后 7 天内得病者约占一半，故宫内发育迟缓应引起孕妇的高度重视。

剖宫产出生的孩子是否更聪明

据近年不断发表的统计资料显示，剖宫产儿与自然产儿智力发育不显著；剖宫产儿发生颅内出血、窒息等情况并不少见。相反，自然产儿在通过产道一系列适应的变化过程中显示出生命的活力，更能适应外界环境而健康成长。

实际上，影响孩子智力的因素是很多的，而与中枢神经系统的发育有直接的关系。胎脑在胚胎8周时开始发育，脑细胞的增长速度很快，当时脑重量占全身重量的25%左右，到胎儿末期时占10%左右。大脑发育好坏与怀孕时和出生后营养有着密切的关系，胎儿期营养不良，胎儿大脑细胞的总数可减少83%左右；出生后营养不良，脑细胞数目也会明显减少。大脑发育的关键时期是怀孕后的最后3个月到出生后3个月。此外，脑细胞数量的增殖是一次完成的，如果错过这一良机，以后再也无法补偿。

小孩是否聪明，与遗传的关系也十分密切。小孩诞生在父母智力低下的家庭内，长大后绝少成为"神童"和"天才"。

出生后的环境和儿童时期的教育情况更是影响孩子智力发育的

重要因素。"狼孩"从小就被狼衔去并随狼一起长大，后又回到人类社会，其外貌虽与人类无异，却不具备人类的知识和才能。这就说明出生后的环境和儿童时期教育的重要作用。人的大脑约有 140 亿个神经细胞，人的思维和记忆能力是惊人的。人的聪明才智是靠学习和实践得来的，只有努力学习和不断实践，才能使人聪明。天才来自勤奋，绝不会来自于剖宫产。试想，在许多诺贝尔奖获得者和众多获得科研成果的科技人员中，有几人是经剖宫产分娩的？

地西泮中毒对小儿智力有影响吗

地西泮具有镇静、抗惊厥等作用。成人失眠、患病需镇静时常用此药。小儿中毒多因误服或止惊时用量过大所致。

地西泮中毒患者有头晕、头痛、嗜睡、乏力、步态不稳、行走困难、言语含糊不清、反应迟钝、意识模糊、精神错乱等症状，还可有恶心、呕吐、腹痛、腹泻、流涎、视物模糊、尿闭或尿失控等表现。过大剂量中毒患者有血压降低、心跳减慢或心跳停止、呼吸抑制、呼吸不规则，甚至窒息、青紫、瞳孔散大、昏迷、抽搐等症状，最后使呼吸衰竭、循环衰竭，还可引起粒细胞减少。

由于地西泮中毒可引起小儿精神错乱、反应迟钝、意识模糊、呼吸抑制、窒息，最后导致呼吸衰竭，对大脑中枢抑制作用明显，如治疗不及时必定对儿童智力发育产生一定影响。家长要将地西泮类药放置在小儿拿不到的地方；医院医生在给小儿止惊治疗过程中用量不可过大；对于学习成绩差的学生，老师和家长不能光顾责备，要找原因，避免学生产生自杀念头；对于学习紧张的学生，要教育其劳逸结合，不要用地西泮药物；药店应严禁对儿童出售地西泮类药物。地西泮中毒对小儿危害较大，故发现小儿服用了较多地西泮应立即送医院抢救治疗，先催吐、洗胃，然后导泻，呼吸抑制时吸氧并使用呼吸兴奋剂，出现呼吸衰竭时用人工呼吸器辅助呼吸，严重病儿可用透析疗法。近来有用纳络酮治疗地西泮中毒报道。

儿童早期教育的重点

"望子成龙"是天下父母的共同心愿。因此父母们很早就开始了对孩子智力开发，识字阅读等。然而，大多数父母忽略了重要的一点——身体健康。假设你的孩子确实是一名"神童"，智力超常，却体弱多病，试问"神童"可以维持多久。

有句名言："身体是革命的本钱"，可惜的是真正领悟此话的真谛却不容易，许多人到了中年以后，因身体不好而才悟其深刻含义。"健康第一"的道理虽易懂，做起来却不容易。革命需要身体，赚钱需要身体，娱乐需要身体，过日子也需要身体。本钱是要投入的，不论做任何事都需要把身体这个本钱投进去。若要身体好，基础要打牢。儿童时期正是造就良好体能的关键时期，从儿童生长发育和人才成长的规律来看，儿童的早期教育把体育放在首位是比较科学和恰当的。试想，若一味地只强调智力开发和阅读识字，就可能导致儿童身心发展的自然"生态平衡"错位。没有强壮的体能，如何承担日后的学业和事业。

从生理发育上看，孩子1～7岁时期是身体和大脑发育最快时期，需要充足的营养、氧气和活动量。因此让孩子多自由活动，偶尔搞得"浑身是汗"、"一身乌黑"也无妨。冬天适当冻一冻，夏天适当熬一熬，也许对孩子的键康会积累一笔财富。

早期教育要重视良好性格、优秀的非智力素质培养，在家庭生活的琐事中、点滴的小事上，充分利用各种机会进行教育。如孩子跌倒了，让他自己坚强地爬起来；教育孩子不要怕打针之痛；冒雨送孩子上幼儿园等。不要小看这些平凡的随机教育，在父母的言传身教之下，会铸就勇敢坚强、不怕困难的性格及较强的独立活动能力，使孩子的人生绽开分外绚丽的花朵。因此，早期教育首要的不仅仅是智力开发，同时应重视体质锻炼。

使孩子成"龙"，还是成"虫"

自孩子降生以后，父母便尽心尽职地履行和承担家长的权利和义务。吃饭、穿衣、出行、上学等，那一样管不到都不行。父母把子女看成一切希望所在，一心扑在孩子身上。他们少吃、少睡，甚至放弃休息、娱乐及社会活动，为了孩子成"龙"，甘愿作出自我牺牲。家长对儿童教育工作的重视是社会文明进步的标志之一。然而，父母一心企盼子女长进，可天天盼，月月盼，孩子就是长进不大，甚至更糟。于是开始怀疑：孩子为什么会这样？自己的作法对不对？家长们走进了一个爱的误区：父母包揽了孩子一切可以做的事情，使孩子养成了饭来张口、衣来伸手的习惯。殊不知，家长在包办代替的同时，也剥夺了本来就属于孩子的权利，丧失了独立意识和自信心。给家庭教育带来负效应，有悖于家长的初衷。

常言说得好：抱大的孩子不会走。在日常生活中，父母要放开手脚，凡是孩子自己能做的事情，就应当鼓励孩子独立去做。当孩子学会走路，也正是想去尝试阶段，因此难免一次次跌倒，这时应鼓励孩子自己爬起来再走。5～6岁孩子已具备独立处理生活中小事的能力，父母不要再包办代替，让孩子自己去做。任何事都应抱有"一半成功，一半失败"的人生态度，失败中有成功，成功中有失败。要把孩子看成是一个独立的人，不能为了怕孩子吃苦、失败、做不好而不让他去做，到头来是什么都还不会做。父母要为孩子创造各种条件，让孩子可以发挥自己的才能。孩子只有从平凡的日常生活中得到锻炼，才能从日积月累的亲身体验中积累经验，增长才干。通过自己的力量发现新事物，并且在丰富和积累社会生活经验的同时验证自己的独立生活和工作能力及创造力。

同时，父母怕孩子与人发生争吵、打架或染上不良习惯，禁止孩子与同龄儿童交往，更不许带伙伴回家，也不许孩子外出，这种爱护也是不对的。儿童随年龄的增长和活动范围的渐渐扩大，须与同龄人交往，因为，只有在交往中才能了解自己，正确地评价自己，还可以培养尊重别人、助人为乐的好品质。然而，父母的封闭式教育让孩子只生活在家庭的小圈子内，将孩子护在自己的羽翼之下，将如何走向社会并开创事业只能是闭目塞听、胆小孤僻、沉闷忧郁、懦怯拘谨。

当然，对待子女也不能听之任之，放任自流：既要培养孩子的独立能力，也要加以督促和引导；既不无原则地迁就和百依百顺，也不主观臆断横加干涉。使孩子能在困难前不急躁，不气馁；成功面前不骄傲，虚心向上。

你知道离异家庭对孩子智力的影响吗

人类智力的发育是遗传和环境相互作用的结果。遗传素质决定个人的神经系统的完整性与潜能等基本条件，而环境因素则是智力发育的外部条件。在一般情况下，环境条件比遗传因素更为重要。据一些学者报道，在低劣环境中长大的儿童容易发生入学困难及行为问题或智力迟缓，而离婚家庭对孩子来说是最低劣的环境，对孩子的智力发育严重不利。近十年来，我国的离婚率逐年增高，离婚已经逐渐成为一种普遍的社会现象。离婚作为生活中的一个重大事件，对家庭成员的心理和行为有着很大的影响。众多的研究表明，受父母离异影响最大的是学龄前（即 2～5 岁）儿童。这可能与这个年龄段的孩子特别依恋父母，缺少同伴的友谊，不像较大年龄的孩子能通过与同伴交往来缓解悲伤有关。

现实生活中无数的事实证明，和睦稳定的家庭对下一代的健康成长有不可估量的影响。家庭是社会的细胞，社会的稳定与进步，首先从家庭的稳定和进步开始。人和则家兴，家和则国兴。那种只顾自己享受，全然不顾孩子健康成长的父母所作所为实质上是在摧残和折磨孩子幼小的心灵。我们必须清醒地认识到，在离异家庭中，由于孩子只能获得单方面的父爱或母爱（有的孩子甚至一方面的爱都难得到），而导致成长过程中的心理错位，智力发育迟缓，而 2 ~ 5 岁幼儿为害更甚。因为此年龄段为智力开发的关键期，绝大多数离婚家庭的子女会体验到丧失感、被遗弃感、不安全感。即使是自信心和独立生活能力强的孩子，身心上的痛苦和伤害也难以形容。在心理障碍上，表现为情绪低落，意志消沉，心事重重，过度的恐惧和担心，多疑和寂寞，自卑和彷徨。他们认为被父母抛弃了，父母剥夺了他们享受天伦之乐的权利，觉得低人一等。因而，在他们幼小的心灵里，滋生出一种对社会、对家庭、对人生的冷漠、悲观，甚至敌意态度，没有上进心，没有责任感，学习无兴趣，成绩下降。

离婚再婚后如何处理与亲子女及继子女的关系，这对孩子的健康成长极为重要，离婚夫妇应慎重对待。绝大多数父母离异的儿童能够正确对待父母的批评和教育，他们希望得到与自己朝夕相处的父（母）亲或继母（父）亲给予的指导和帮助。渴望继续得到父母完整的爱。然而，有的再婚父母欲维系再婚夫妻的良好感情，对孩子漠然视之，不予教诲，是不负责任的。大量事实证明，让孩子放任自流，并不是维系感情的可取途径，而给予孩子的是更大的伤害，伤害孩子的心灵，影响智力发育，产生扭曲的性格。

孩子是无辜的，不要因父母离婚而伤害孩子。关心和爱护离异家庭的儿童，应该成为一种社会品德。不完整家庭的儿童，由于得不到充分的父爱和母爱，就可能去外边寻找"知音"。因此，广泛地动员社会、学校、家庭共同携手，及时帮助和指导这些孩子，给他们无限的爱和殷切的希望，冷暖有人问，困难有人帮，生活有人管。通过各种方式，提高他生活的勇气和学习热情，防止结识坏人而误入歧途。帮这些孩子丢弃自卑心理，克服心理障碍，使他们自尊、自信、自立、自强、自爱，排除前进路上的各种阻力。努力把他们培养成为有知识、有文化、有道德、有理想、守纪律、学业和品质上不断进步的一代新人。

怎样使孩子专心

注意是人们熟悉的一种心理现象，通常称"专心"。小孩子在听广播、在看电视卡通片时会聚精神，而对周围的人和事会听而不闻、视而不见，这就是注意力。

"指向"和"集中"是注意力的两个特点。前者是使人的心理活动有选择地反映一定的事物；后者则使被选定的事物在人脑中最清晰、最完全地反映。良好的注意力经过培养才能形成。

学前期的主要任务就在于通过一些学习活动为孩子的正规学习准备条件。良好的注意力就是必备条件之一，是孩子上学后学习专心。

不少家长只关心孩子学龄前学了多少字、画了多少画，而不培养孩子的注意力，致使这些孩子上小学后，很难适应正规学习。表现在上课不专心，做作业不认真，严重影响学习成绩。培养孩子的注意力应该在学龄前就开始。

最初应从生活习惯方面，培养孩子良好的行为习惯。采取的方式应从处理小事、把握细节入手。比如要求孩子准时就寝、起床；按时饮食，吃饭碗里不留饭；玩具用过就还原；做事要认真做好，否则重来……。离开了细节就没有教育。但也不是所有的小事都要管，而是选择那些对孩子的成长、品质形成具有本质意义的举足轻重的"小事"。其要诀在于"及时""彻底"，做了一半就停或有一次例外都有可能不成功。为了让孩子养成好习惯，即使孩子晚睡，甚至少睡一二次觉、少吃一二顿饭都值得，决不能顾小失大。由于幼儿善于模仿，容易受感化，因此可以借用文艺、文学作品及现实生活中的英雄模范人物形象、事迹来感染孩子，给孩子留下深刻的印象，进而付诸自己的行动。平常父母也要以身作则，给孩子树立榜样。

孩子从未见过、听过的事物都能以独特的魅力吸引孩子的注意力。因此，应把孩子带入大自然观看奇花异草和造型奇特的建筑，培养孩子的兴趣。兴趣是观察、专心的动力。要帮助孩子确定观察的目的和任务，因为儿童喜欢东瞧西望，目的不明确，抓不住要领，因而收获甚少。因此，家长应有意向孩子提出一些要求和目的，告之方法，引导孩子抓住本质，从浅入深，专心致志。

在幼儿学习中遇到困难和干扰因素，或碰到不感兴趣的内容，仅靠注意力是不够的，必须有意识地培养幼儿的自我控制能力，使注意力服从于活动的目的和任务。家长可以通过幼儿在一段时间内专心做一件事，如绘画、练琴、练书法等，来培养孩子的自制力。不要一会儿叫做这事，一会儿又叫做那事。训练最好有固定的时间和固定的地点，以便形成一种定向的心理活动。

孩子对某事物的兴趣越浓，越容易形成稳定和集中的注意力。家长不要整天把孩子关在房间里学习，要鼓励他们从事各种活动，让他们在活动中发觉和发展自己的能力及兴趣，并借以培养自己的注意力。

作息无定时、生活无规律是孩子注意力分散的主要原因。学习是脑力劳动，要消耗大量的脑内氧气，若望子成龙心切，整天强迫孩子长时间从事单调的学习活动，必然造成孩子大脑疲劳而精神分散。心理实验证明：3岁幼儿注意力可维持3～5分钟，4岁孩子10分钟，5～6岁儿童也只有15分钟。因此，合理制定孩子的作息时间，让孩子明确什么时候可以尽情地玩，什么时候必须专心完成学习任务，养成劳逸结合的好习惯。

同时，要创造安静的家庭学习气氛，要让孩子专心学习，家长首先要自己安静，不要做分散孩子注意力的事，如看电视、大声议论或哈哈大笑等。家长也可认真看书学习，以模范行为让孩子效仿。在孩子学习时，不要过度关心地叮唠，问这问那，更不要在孩子学习的房间接待客人，干扰孩子，使他无法集中注意力。

如何防止孩子性格孤僻

有些孩子在家中言行大胆活泼，表现得十分自如，俨然像个小大人，似乎"能干""懂事"，然而一到外面，却非常胆怯、拘谨，不愿意和小朋友一起玩耍，宁可自己独处一隅，也很少与同伴交谈，性格孤僻不合群，实质上是依赖心理和缺乏独立意识的表现。

现代城市住宅已经向高层次、单元化方向发展，即使在农村，经济发达地区的住房也由平房向独门独户的楼房发展。这种从平面到空间、由开放的平房条件到封闭的高层单元房的变化给广大儿童，尤其是独生子女带来闭塞式的生活环境。正如鲁迅先生所说，"躲进小楼成一统，管他春夏与秋冬"。现在城市 70% ~ 80% 的家庭都居住在单元楼内，绝大部分的活动已都是在一扇扇门内进行。大门一关，就与外界隔绝，加上父母对孩子（特别是独生子女）不放心："怕车撞着""怕被别的孩子打着""怕出什么意外"等，于是将孩子关在家中。虽然给孩子购买许多玩具、书刊、画报及钢琴、电子琴等，让孩子开发智力，帮助学习及提供娱乐，却都是限制孩子外出，使孩子和社会接触机会减少，将孩子的活动局限在家庭范围之内。然而，家庭的天地毕竟太小，远不能满足孩子在发展过程中进行各方面学习和锻炼的要求。孩子毕竟是要长大，要进入社会的，在大门内家庭中长大的孩子没有接触社会实践，不了解外面的世界，能适应真实社会吗？儿童的正常发育与同龄伙伴交往是不可缺少的，也是一种天然的营养剂。因为孩子与同龄伙伴交往中所受到的教育和身心发育与他们在家庭之中所受到的是完全不同的。首先是孩子在同龄群体中活动，绝大部分都是未经事先安排和计划的，孩子在这种活动中，往往是十分自然、无意中完成的，与在家庭中父母的安排下，有目的、有步骤地进行绝然不同。第二，孩子在同龄群体中所处的位置与在家中所处位置本质不同。在家中，父母面前孩子始终处在被教育者、被指导者、被管理者和服从者的位置，是一种不平等的关系。在同龄群体中，则获得与旁人平等交往的地位和关系。孩子们相互之间的这种平等地位和关系，也许十分幼稚、十分简单、十分可笑，但在孩子们眼里却十分真实、十分慎重、十分神秘。在这种交往中逐渐学会遵守规则，主持正义，分工合作，团结互助，服从领导。同时也学会了推测猜想、评价比较、表扬批评等。在不知不觉中，孩子学习和锻炼了进入社会生活所必需的各种品质和能力。想想以往的平房、低层楼房、大杂院的居住形式，邻里之间的社交面和接触面是何等地广泛，在客观上为孩子提供接触了解各类社会成员、了解多种社会现象、培养多方面的社会生活与社会交往能力的外界环境和条件。

因此，要让孩子走出大门，接触社会，接触人群，让孩子寻找同龄伙伴、玩伴。父母应该经常带孩子去少年宫、儿童乐园等地方，让孩子与其他的小朋友多接触。平时也可以请邻居家的小朋友来家里做客，让孩子学会如何招待小客人。同时，可让孩子从小过"集体生活"，孩子 2 岁就送托儿所，4 岁进幼儿园，使孩子从小在集体生活中锻炼，扩大接触面。

只有把孩子，尤其是独生子女放到广阔的社会背景中，放到各种各样的活生生的人群中，他们才能在身心各方面发展得更好，发展得更自然、更全面，防止养成孤僻的性格，培养他们善于交往的性格，实实在在地从各方面为今后进入成人社会作好准备。

儿童学习要培养理解能力吗

理解，指的是对任何一件事物的了解的能力，如平时常说："老师讲的我都理解了。"理解能力、判断能力、推理能力的发展都属于人类高级认识阶段的抽象逻辑思维的发展，在心理学中称为理性认识过程。人类掌握知识的过程必须在理解的前提下进行，而理解能力是在儿童时期逐渐培养和发展起来的。在对儿童的教育中，不断使儿童的理解、判断、推理等能力与进行抽象思维的自觉意识逐步发展起来，是儿童思维向高水平发展的重要标志，是儿童成年后能在各项社会活动中在高层次的教学、研究、设计等岗位上进行创造劳动必须的心理条件和心理品质。

儿童在学习中，要掌握知识，首先重要的是能理解所学的知识。理解能力，又是在经验水平和智力水平的基础上培养和发展起来的。在家里，父母要利用各种时机有意识地对孩子提出一些"为什么"，让孩子思考、动脑筋，去探索，养成从思考到理解、判断和推理的良好习惯，培养孩子的理解能力。在学校，老师必须要求儿童理解单词的意义、课文的内容等，而不要让学生对任何课程都死记硬背。最好的方法是多进行课堂提问，让儿童回答问题，通过这种方法对儿童的理解能力进行实际锻炼。

可以用一简单的方法来检验儿童的理解水平：最低的理解能力是把寓言和童话故事，看不出寓言的意义和隐喻，理解不到寓言所包含的思想意义或教训；较高的理解水平是开始能看出寓言中的教训和意义，并能把它转移到人的身上，只是概括的范围较狭隘；最高的理解水平就是立即能理解寓言的含义或隐喻，并能把抽象的教训意义转移到人。还可以从儿童对课文中人物的理解及其因果关系、矛盾关系及算术应用题的意思等来考察儿童理解能力的发展水平。儿童理解能力主要是通过在学校学习各门课程来培养、锻炼和提高。因此，老师的教学质量与教学方法起着重要培养、锻炼和提高作用。

判断和推理是抽象逻辑思维中正确掌握概念、运用概念，组成恰当的结论，组成合乎逻辑的推理等不可缺少的。学龄初期儿童，在理解力不断加强的同时，抽象思维也逐渐形成与发展，判断、推理的过程也开始形成。但此时，儿童的判断、推理等能力还很差，只有随着儿童不断掌握比较复杂的知识经验和语法结构以后才能逐渐发展起来，因此，理解、判断、推理等能力和水平不仅与智力水平的高低有关，也与受教育程度、掌握知识多少有密切关系。一般在小学三年级后，儿童才能比较独立地、有根据地、明确地论证一些事物。随着学习的深入，儿童所学知识逐渐积累和系统化，到四五年级儿童的逻辑思维能力才有进一步发展。在培养儿童判断、思维等能力时，家长和老师都要注意儿童抽象逻辑思维形成与发展的规律。否则，在儿童尚未具备较为复杂的知识之前，硬性培养儿童的判断、推理等能力，将会得到失败的结果。

母爱对小儿智力的影响是如何的

母亲不仅生育儿女，而且哺育、培养儿女。很多伟大的人物总是把自己的成功归功于母亲早期的培育和影响。由此可见，母亲与小儿智力发育关系重大。

婴儿啼哭时，被母亲抱起，既使没有吃奶，哭声也会立即停止，并表现出安祥的面容，这说明婴儿对母亲的依赖心理是十分明显的。孩子在 1 ~ 2 岁时，虽然已经会一个人玩，但母亲不在身边时，他们就会感到不安，玩的兴趣立即减少。孩子在母亲面前可以任意撒娇，但在别人面前就没有那样随便和自然。母亲怀抱婴儿，用手轻轻抚摸，婴儿会流露出欢喜的表情。幼儿 3 ~ 4 岁时已经学会了自己走路和自己动手做各种各样的事，但在母亲身边会表现得更活泼些。比如母亲坐在某一个地方，孩子可以在周围任意地玩耍，如果母亲走远些，小孩会经常回来看母亲在不在原地，如果不在就会哭叫，这是一种失落感和不安全感。在母亲身边的孩子总是无忧无虑、无拘无束、活泼自然。孩子对母亲的依赖感和在母亲身边无忧无虑、自由自在，使孩子感到无比幸福，这对孩子早期的精神智力发育肯定具有重要作用。有人研究观察孤儿院的小儿，即便得到同样的营养的护理，但是生理活动和智力发育比由亲生父母养育的儿童迟缓，其关键在于缺乏母爱。如果把智力落后的儿童早年从孤儿院送到充满情感和知识刺激的地方，小儿的智力水平就会很快提高。

无论经济条件多么好，是否有专人照顾小孩，这都不能代替母亲对孩子的影响。如果母亲工作忙，经济条件好，在小孩出生后就将孩子完全交给保姆，与孩子长期分开，孩子长期体验不到母爱，将会影响小孩的智力发育。因此母亲再忙，经济条件再好，也应尽量抽出时间关心和爱护小孩，经常和小孩一起玩耍，让孩子从中得到快乐，学到知识，对小儿的智力发育有明显的促进作用。

家庭环境对小儿智力的影响是如何的

家庭是人们生活的中心，1～3岁是小儿成长发育的重要阶段，是适应大自然和各种社会现象的起始阶段。小儿生活环境主要在家庭中，通过自己感觉系统、视听能力，感受语言、音乐及各种各样的表情刺激，来促进大脑迅速发育完善。有人观察到3岁以内的小儿若缺乏应有的爱和关心，不但会影响到身体生长，还会影响到智力发育。若在2～3岁重新关心和爱护，可以阻止生长和智力发育落后。出生于贫困、没有文化、缺乏教育家庭的小儿进入幼儿园或学校需要长时间适应。因此缺乏爱和文化教育的家庭环境肯定会影响到小儿智力发育。父母感情不和，经常吵架，孩子不但得不到应有的爱，还会增加不应有的麻烦和烦恼，精神长期处在紧张、恐惧的状态。如果家庭破裂和形成新的家庭，儿童心理压力更大，往往学习能力差，适应环境的能力也减低。

为了促进小儿的智力发育，家长应给小儿创造一个良好的家庭环境，注意家庭中每一个人的言行。孩子应得到父母或其他家庭成员的关心和疼爱，但不是溺爱，并避免小儿与父母分离时间过长。从1岁前尽量母乳喂养，3岁前尽量让孩子和父母在一起。父母要经常与孩子进行语言交流，既使孩子尚不会讲话，也要不断进行语言启迪。从1岁开始，父母应该用清晰、准确的语言和孩子讲话，并给孩子经常讲些通俗易懂的故事。同时提供给孩子适当的玩具，种类多种多样，通过玩具来锻炼小孩的手和脑及视、触、听的能力，开发其想象力和创造能力。并适当给小孩准备铅笔、蜡笔和纸，帮助其画画、写字。节假日应带小孩到外面去接触大自然，观察各种奇特的自然现象，并不断地回答孩子所提出的问题。

社会环境对小儿智力发育的影响是如何的

儿童在较好的家庭环境中享受着母亲和家庭其他人员的关心和

爱护，对小儿的智力发育有极大的作用。但是家庭仅仅是社会的一个最基本的机能单位，小孩最终要走向社会，不能总是把小孩关在家庭的小天地中。随着年龄的增长，儿童须逐渐地离开父母，到各种各样的环境中生活、观察、思考，去探索人生的奥秘。环境决定儿童的成长发育及性格塑造、智力发育，甚至影响终生。因此随着年龄的增长，为了进一步开发智力，增强日后适应、认识理解社会的能力，创造良好的社会环境，对儿童是十分重要的。

儿童世界观还没有形成，还不具备改变环境的能力，从精神智力方面讲，好的环境促使小儿健康成长，坏的环境有碍儿童成长。有人观察到同样营养状况下的两组儿童，一组附加良好的环境刺激，智力明显高于没有良好刺激的一组儿童。国外有人研究发现，生活在贫穷环境中的小儿由于恶劣环境影响，做事时注意力不集中，缺乏自我保护的能力，常出事故，缺乏学习能力。他们对书和故事毫无兴趣，语言发育落后，词汇较同龄人少得多。由此可见，良好社会环境可促进小儿智力发育。

有人调查婴幼儿智力发育与环境因素之间关系后，认为：1岁以前小儿智力发育受早期经验的影响；1岁以后家庭教育，特别是早期教育的作用开始明显，随着年龄增长，教育因素对智力的影响越来越大。因此当小孩3岁时，为了开发智力，为了以后更好地适应学校和社会，家长应主动让小孩离开父母，到幼儿园去接受学前教育，幼儿园不论条件好坏，但它是适应学龄前儿童生活的地方，在那里可以结识许多新朋友，学到很多新知识，会比在家中关着更开阔眼界，比任其在外到处玩好得多。孩子在幼儿园完成入学前准备，也是一种提高智力的方法。

第6章

预防保健

重视预防保健，实现优生优育

为何要婚前检查

　　婚前健康检查包括婚前咨询与婚前身体检查。首先通过咨询，了解男女双方以及各自直系亲属、旁系亲属的健康状况，特别是遗传性疾病、先天性疾病和传染病等。这样一方面可以发现婚姻法不能或不宜近期结婚的病例，另一方面也了解了男女双方有无血缘关系，能否结婚。其次，医生对双方进行全面的体格检查，包括生殖系统的检查。并进行一些必要的实验室检查。有些生殖器官疾病或异常患者本人并不了解，如内生殖器官的一些畸形；有些虽有所觉察，却自觉难以启齿，未敢就医，此时若贸然结婚，必将影响性生活和谐和生育后代，给新婚家庭蒙上阴影。若能在婚前发现，及时矫治后再组织家庭，婚姻生活会更加稳固、和睦。同样，许多遗传病或遗传病基因携带者并不是一看就看得出来的，相反，很多人表面上看起来非常健康，甚至于很少伤风感冒，但通过婚前检查可以发现潜伏于表象下的问题，了解是否宜于生育。对可以生育的病例，进行适当指导，使之了解日后妊娠和产前的注意事项，真正防患于未然。所以，婚前健康检查为婚后夫妻双方身心健康及性生活和谐美满提供可靠保证，是优生优育的基石。即将要步入婚姻殿堂的青年千万不能忽视婚前检查。

哪些妇女暂时不宜怀孕

为了确保孩子健康,实现优生优育,女方患有心脏病、肝炎、肾炎、肺结核、糖尿病、甲状腺机能亢进、哮喘、癫痫等疾病,如果在急性期,必须积极治疗,暂时不宜怀孕,待疾病控制后,身体情况能够胜任妊娠负担或不具传染力时受孕,这样既保护母体健康,又可以避免因疾病或用药而造成的胎儿发育异常。此外,患有阴道炎的妇女应在治愈之后再受孕。

妇女患某些良性肿瘤,如腹腔、盆腔、乳腺、甲状腺等部位良性肿瘤者,在孕前应手术或药物治疗,以免孕期疾病加重而难以处理。其他腹腔疾病,如亚急性或慢性阑尾炎经常发作也应在孕前治疗,以免孕期发作时给手术麻醉和用药造成困难,同时也可避免影响胎儿发育或造成流产。

对患上述疾病的妇女经过治疗,病情有好转或已经痊愈时应进行医学咨询,选择合适的时机受孕。

另外,有接触某些急性传染病史者,尤其是可以通过胎盘感染胎儿的传染病,如接触带风疹病毒的患儿或接触急性传染性乙型肝炎、腮腺炎、麻疹等患者,均应进行检查,待排除受感染的倾向后再怀孕。

受孕不仅要考虑健康状况，还要考虑环境因素。有的人长期接触对胎儿有害的物质，也有的人长期服用某些药物或由于职业的原因，长期接触某些化学物质，都可影响卵子发育，应暂缓怀孕。

口服避孕药会影响优生吗

孕期用药，主要通过母儿物质交换的重要器官——胎盘影响胎儿。已知性激素对胎儿和新生儿皆有不良影响，有毒性，也致畸，可致癌。雄激素和合成孕激素（如甲地孕酮、氯地孕酮）特别是由睾丸酮衍化而来合成孕激素（炔诺酮），可引起女胎男性化，表现为外生殖器的异常，像阴蒂肥大，阴唇融合粘连等。雌激素不仅会引起男胎女性化，也会通过刺激肾上腺增加雄激素产量而使女胎男性化。子代先天性心脏病发生率增加 2～3 倍。口服避孕药是否会对遗传和后代产生不良影响一直是研究重点。有报道称，口服避孕药会增加染色体畸变率，尤其是染色体断裂率显著增高。连续服药或停药几个月内受孕者的自然流产率增高，并且这些流产儿的染色体畸变率高。不过，也有资料显示，孕前或孕时曾服用过避孕药者与未用药者的畸胎率比较，两组无甚差别。

关于口服避孕药对子代的影响，尚有争论。鉴于目前国内广泛采用的短效避孕剂量仅为原始剂量的 1/4，一般认为还是相当安全的。

叶酸与胎儿神经管畸形有何关系

叶酸是人体必需维生素，参与核酸、氨基酸、蛋白质和磷脂等代谢，并与细胞分化、倍增及其功能密切相关。尽管叶酸广泛存在于几乎所有食物中，但由于我国传统的高温炒、煮的烹调方式，使食物中大部分叶酸被破坏，且人体肠道对叶酸的吸收率为 25%～50%，孕期母体对叶酸需要量增加，血液稀释，血浆清除率反而增加，故容易使叶酸的产生、转化和代谢等过程异常，致使我国育龄妇女体内叶酸严重不足。近 20 年来，通过病例对照研究，发现妊娠期母体游离叶酸水平与胎儿神经管缺陷呈负相关。膳食不良者，子代神经管缺陷的发生率明显升高。

神经管缺陷是包括无脑畸形、脑积水和脊柱裂的一组严重的出生缺陷，是造成围产儿死亡的主要原因之一，其发生率在人类各种出生缺陷中占居前列。

我国是神经管畸形高发国，发病率波动在 2.3%～2.8%；平均每天有 30 个，不到 1 小时就有 1 个这样的畸形儿出生。无脑畸形儿出生后很快死亡。脑积水和脊柱裂患儿即使勉强活下来，也多是终身残疾，给家庭和患儿本人带来极大的痛苦。根据对我国育龄妇女体内叶酸水平状况的检测，北方妇女的叶酸缺乏发生率远高于南方妇女；同一地区的农村妇女叶酸缺乏较城市妇女多见；在一年中，冬春两季发生叶酸缺乏的几率较夏秋两季高。这项结果与我国神经管畸形的分布特点吻合，即北方高于南方，农村高于城市，冬春两季高于夏秋两季。

孕早期补充叶酸能有效地预防新生儿神经管畸形发生，其保护率达 72% 左右。叶酸缺乏可引起大红细胞性贫血，故补充叶酸还可有预防大红细胞性贫血的作用。孕妇应注意食物的烹饪方法，不要将蔬菜等长时间高温炒、煮，避免油炸食物。在蔬菜、水果短缺的冬春两季应适量补充叶酸。对于无叶酸缺乏症的孕妇来说，每日服用叶酸的剂量不能超过 1mg。因为大剂量的叶酸同样会带来危险。若发现胎儿已发生神经管畸形，应及时终止妊娠。

孕妇补充维生素A过多对胎儿有什么危害

胎儿早期发育离不开维生素 A，然而新近研究发现，维生素 A过多也不利于胎儿健康，可引起先天性畸形。研究人员告诫育龄妇女，尤其是孕妇不宜摄入过多的维生素 A。

维生素 A 有几种生理功能，对视力、生长、上皮组织及骨的发育及精子的发生和胎儿的发育都是需要的。饮食可以保证维生素 A 的所需量，通常无须额外补充。动物研究显示，维生素 A 缺乏有致畸作用，维生素 A 过多也与致畸有关。据报道：孕妇服用大量维生素 A 后新生儿可有肾和中枢神经系统畸形。最常见的畸形有唇裂、腭裂、脑积水、颅骨缝早闭及心脏缺陷。

动物肝脏含有丰富的维生素 A，孕妇食用过多动物肝脏对胎儿的危害不容忽视。维生素 A 可以长期储存在人体里，不是现吃现用，所以有人认为妊娠前 6 个月就要避免过多摄入含维生素 A 的动物肝脏。

每天膳食中维生素 A 供给量成年妇女为 2 200 国际单位。除动物肝脏含有大量维生素 A 外，其他含维生素 A 的食品尚有牛乳及乳制品、蛋类、猪肉、鸡肉和鱼肉等，孕妇进食时最好查查书或询问医生，知道其维生素 A 含量，以便基本了解维生素 A 摄入量，慎防过量。

多进食含 β-胡萝卜素丰富的食品不失为一种安全补充维生素 A 的好办法，β-胡萝卜素在人体内吸收率平均为摄入量的 1/3，吸收后的 β-胡萝卜素在体内转变为维生素 A，转换率为吸收量的 1/2，其转换率随膳食中 β-胡萝卜素水平的升高而降低。因此，即使大量摄入 β-胡萝卜素也不会引起维生素 A 过多而危及胎儿，是相对安全的。瓜果蔬菜尤其是有色蔬菜、南瓜、红心甜薯、胡萝卜、柑橘、杏子、柿子等，含 β – 胡萝卜素丰富，可选用。

孕妇怎样运动锻炼才有利于胎儿健康发育

孕妇可以进行体育运动，但应注意运动开始月份、运动方式、运动强度和持续时间等。

大量证据表明，直立的劳动或某些运动对妊娠结局不利，应予避免；包含有跳跃、扭曲或快速旋转的运动都不宜进行；增加腹压和导致心理状态过分恐惧紧张的运动亦应避免；孕早期，下肢用力的运动，如骑车等应避免。

动物研究表明，子宫血流量减少的程度与运动强度密切相关。运动强度过大，将增加胎儿死亡率，减轻胎儿体重，延迟骨化作用，影响胎儿发育，甚至造成流产、早产或其他产科并发症。

怎样掌握运动强度？一般以自我不感到疲劳为度，也可在运动停止后15分钟之内心率能恢复到运动前的水平作为衡量运动量适度的标准。

运动时间不能过长，因为运动时间过久，可显著降低主动脉血的氧含量，影响胎儿摄取足够的氧，严重者可发生胎儿宫内窘迫。

妊娠期运动方式一般可取步行、慢跑、游泳、骑自行车等。孕前习惯的运动仍可继续进行。原来运动强度不大，采取散步（步行）形式为主的运动是更相宜的。

孕妇如何进行家庭自我监护

怀胎十月，单凭几次医院的产前检查是无法及时了解孕妇及胎儿状况的。大量事实证明，如果孕妇自己及其主要家属能够学习并掌握一些有关孕期保健的知识，在家里进行简易的自我监护，可以显著提高围产期保健质量，及时发现妊娠并发症，预防早产，减少难产的发生率，从而保障孕妇母儿安全。家庭自我监护的内容很多，主要有以下三项。

（1）胎动指数：这是预测胎儿在宫内安危的重要指征。一般在孕4个月以后，孕妇可感觉到胎动，但对于第一次当妈妈的人，也可能要等到怀孕5个月才感到胎动。在妊娠28～32周时，胎动达高峰，38周后逐渐减少。一天中胎动以下午2～3时最少，晚上8～11时最频繁，故测胎动不能随便数一个时间段宝宝动了多少次就算，而应在每日早、中、晚各测1小时（晚上须在8～10点进行），然后将所测的胎动数相加乘以4，即得到12小时的胎动总数。这个数若小于 20 次则提示胎儿在宫内有缺氧情况，如果胎动突然消失，应立即到医院诊治以保证胎儿安全。须说明的是，胎儿开始动到停止算一次胎动。每日测量的三个时段最好取相同的时间。

（2）听胎心音：怀孕 5 个月左右可以听到胎儿心跳的声音。腹壁厚的孕妇常要到稍晚些才能听到。胎心音系双音，第一音和第二音相接近，如钟表的滴嗒声，次数在每分钟 120 ～ 160 次之间。听胎心音要求每日至少一次，每次不得少于一分钟，若超过正常范围，且有胎动，可等待胎动结束，若无胎动，则嘱孕妇向左侧卧位或等待 5 分钟后再听一次，如仍为不正常，则应到医院去诊治。若胎心音出现时快时慢不规则的情况，也说明胎儿有危险，应立刻到医院检查。

（3）测宫底高度：宫底高度可以了解胎儿在子宫内生长的情况。一般怀孕 6 个月达到脐平，怀孕 9 个月时在剑突下三横指，8 个月时在脐和剑突连线的中点上。宫底高度可以每周测量一次。若连续 2 ～ 3 周宫底高度无变化，或宫高明显低于怀孕月份，应及时到医院查找病因。如果过分高于怀孕月份也应到医院检查，以排除羊水过多、滋养细胞疾病等，还可了解是否有多胎妊娠。

由于家庭监护往往需丈夫配合完成，故不仅可保障母儿健康，还可促进父亲对胎儿的感情。

孕妇应如何合理饮食才有利于优生

（1）孕早期：此期孕妇多有"早孕反应"，食欲减退，呕吐等，此时胚胎发育较缓慢，故孕妇对热能、蛋白质、无机盐等营养素的需要量增加不明显，基本同孕前。此期首先应考虑提高食欲，选食清淡、清凉、爽口及水分多的食物，如新鲜蔬菜、水果等，以调节消化功能的变化。进食的嗜好有改变不必忌讳，选食富含B族维生素的食物，如动物内脏、硬果类等来缓解呕吐，同时设法摄取一定量的谷类食物，以防体重下降。

（2）孕中期：此期孕吐已消失，食欲较好，胎儿生长发育快，孕妇体形也开始有所变化，此期孕妇需足够的热能、蛋白质、脂质、无机盐及维生素。如果热能、蛋白质及脂质等缺乏，可影响胎儿脑组织的发育。此期胎儿需要大量的钙，对铁的需要量也显著增高，应强调选择优质蛋白质，如豆及豆制品、动物内脏、瘦肉、乳品、鱼及蛋类。为补充维生素，应选食动物内脏、瘦肉及新鲜蔬菜、水果等。

（3）孕晚期：此期胎儿继续发育成熟，胎儿迅速成长，如果孕妇活动明显减少，热能的供应量可视情况适当减少或保持中孕期的水平，蛋白质的供给量要适当增加。为满足后期胎儿发育对多种无机盐，以及维生素 A、维生素 E 等脂溶性维生素的需要，应使膳食多样化，扩大营养素的来源，保证营养供给。

孕妇对各种营养素的要求是全面的，只有食物多样化才能保证各种营养素的要求，才能满足胎儿健康发育，为培养高智商的儿童打下坚实的基础。

孕妇情绪会影响胎儿吗

"万丈高楼平地起"，人的身心健康也须在母体之内时就要打好基础。从小生命进入母体子宫"定居"时，便与妈妈相依为命，直到小宝宝降临人间，在这 280 天里，要求妈妈保持良好的心理状态，使小宝宝身心健康得以很好地发展。

妊娠期间母体喜、怒、哀、乐的情绪波动，对胎儿的发育起很大的作用。因为胎儿生活在母体这个不断受着物理、化学变化影响的环境中，孕妇的一举一动都会对胎儿产生影响。不要以为胎儿只是沉睡，毫无知觉，其实不然，尤其是孕妇情绪剧烈变化时，都会通过多通道冲击到胎儿。

情绪是一种复杂的心理现象，而孕妇的情绪是否稳定，对胎儿的身心健康影响很大。据有关资料报道，在战争时期或动乱时代出生的孩子中神经系统出现畸形者占 6.5%。

据大量临床调查，在妊娠 7 ~ 10 周内孕妇情绪过度不安，可能导致胎儿口唇畸变，出现腭裂或唇裂，因为胎儿的腭部发育恰好在这一时期。在妊娠后期，孕妇精神状态突然改变，诸如惊吓、恐惧、忧愁，严重的心理刺激或其他原因引起的精神过度紧张，可使大脑中枢与内脏之间的平衡调节关系紊乱，引起循环失调，胎盘早期剥离，造成胎儿死亡。

国外某研究机构曾邀请 100 名孕妇进行观察试验，发现当母亲情绪不安时，胎儿的肢体运动增加，胎动次数比平时多三倍，最高时可达到正常的 10 倍。如果胎儿长期不安，体力消耗太过，出生时往往比一般婴儿轻 300 ~ 500g。如果孕妇与人争吵，三周内情绪不宁，在此期间胎动次数可比正常时增加一倍。有一孕妇的丈夫突然去世，她极度悲伤，胎儿也躁动不安。母亲在孕期经受长期的劣性情绪刺激，婴儿出生后往往身体功能失调，尤其是消化系统容易发生紊乱。那个不幸丧偶的妇女所生的遗腹子每次吃奶都呕吐，因而瘦弱不堪。有些妇女在妊娠期间，丈夫脾气变得不好或精神病发作，所生孩子也多有消化功能失调现象。在 8 个长期情绪不安的孕妇中，所生婴儿中有 7 个哺乳困难，经常吐奶，频繁排便，明显消瘦，严重者脱水。此类婴儿还表现出与众不同的情绪和行为特点，如躁动不安，易受惊吓，经常哭闹，睡眠较少等。这样的孩子长大后，往往对环境适应能力差。

母亲对妊娠的消极态度也能给胎儿造成不良影响。如对非法行为的罪恶感，担心身体形态变化等，都会引起孕妇的焦虑感，并使其情绪长期紧张，除造成上述后果外，有些流产、早产也可能与此有关。这些现象充分说明人的情绪与健康之间有着千丝万缕的联系。因此，妇女在怀孕期间如果焦躁、忧虑、心情烦乱，就容易引起体内的相应变化，特别是植物神经系统的变化，如呼吸加快、加深，心跳加速、加强，血压升高，血糖增加，血液含氧量也随之增加，与此同时，中枢神经控制下的内分泌系统也发生变化，尤其是肾上腺分泌出各种不同的激素，加之血液的成分也会发生变化，这就增加了有害于神经系统和心血管的化学物质，这些变化通过胎盘传递给胎儿，致使胎儿做出相应的反应，而产生种种不适的感觉，因而胎动的频率和强度倍增，这种过度活动可以贯穿整个胎儿期。由于胎儿长期不安，体力消耗过多，就会影响他的身心正常发育，造成难产率增高，孩子出生后身体瘦小，喜欢哭闹，不爱睡觉；长大以后，往往情绪不够稳定，自我控制能力差，还可能出现多动和其他疾病。

由此可见，孕妇的情绪对胎儿的智慧形成有直接影响，孕妇的子宫好比是胎儿的天堂，未出世的小生命不仅享受着最优惠的物质生活，而且还享受着丰富多彩的精神食粮。为了孩子的健康，即将当母亲的孕妇,应尽量避免情绪危机及精神紧张,努力保持心情愉快,这也是优生的重要一环。

如何看待保胎及保胎药物对优生的影响

流产发生的原因80%左右是由于孕卵及胚胎发育异常,其次才是由母体的病变及外界的因素。从优生优育和遗传角度来看,应该认为大多数的流产是一种自然淘汰现象,勉强保胎并没有多大意义,保胎也较难成功。

对于自然流产,关键应该是预防为主。一旦出现流产征兆,均以绝对卧床休息为主,药物治疗为辅,较为常用的是黄体酮。实际上黄体酮保胎作用面很窄,仅适用于自身孕激素分泌不足而出现流产征兆者。对黄体功能不足者,如有可能受孕,自基础体温上升的第3天起给予黄体酮治疗,妊娠后持续用药到妊娠第9周至第10周。

盲目保胎是不足取的。少数滥用保胎药物黄体酮,可能造成女胎男性化,男胎可能出现生殖器官畸形。大多数情况非但不能保住胎儿,反而增加医生施行手术的难度,增加流产妇女盆腔感染及子宫出血量。因此,应听从医生的指导,全面衡量保胎与否,以便及时正确处理。

为保证早产儿智能发育，应怎样供给其所需的营养素

为保证早产儿智能发育，母乳喂养的早产儿应注意补充下列营养素。

（1）适量补充钙剂及维生素 D：钙每天供给 100mg/kg；生后第二周起每日供给维生素 D 800IU ~ 1200IU，但要注意用鱼肝油时维生素 A 的剂量不应超过每日 10000IU。

（2）铁、维生素 E 及叶酸：一般生后 6 ~ 8 周起开始补铁至 1 岁，预防量为 2mg/kg·d。早产儿血清维生素 E 值常低于足月儿，出生后 10 天起每日补充维生素 E 15mg。早产儿出生后两周，血清中叶酸的含量较低，而红细胞生成时需要叶酸，故每日须补充 20 ~ 50μg 的叶酸。

（3）锌：婴儿锌的推荐量为 3mg/d，而经人乳摄入量初乳（产后 5 天内）为 3.67mg/d，过渡乳（产后 5 ~ 10 日）为 1.79mg/d，成熟乳为 0.95mg/d，故母乳的过渡乳及成熟乳均不能满足其需要，因此应根据情况适量补锌，一般在生后第四周开始补充。

（4）维生素 B、维生素 C：生后每日供给维生素 B_6 5mg，维生素 C 50mg，分两次给。

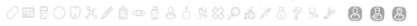

（5）早产缩短了长链多价不饱和脂肪酸（LCP）在胎儿大脑继续积累的过程，故早产儿储备量少，而早产儿神经系统生长发育快，对 LCP 的需要量大，故母亲应多进食富含 LCP 的食物，如鱼类等以保证母乳中 LCP 的含量。

锌与儿童智能有什么关系，如何预防锌缺乏症或锌中毒

锌是人体必需的微量元素之一，是脑中含量最多的微量元素，是维持脑的正常功能所必需的。人类的神经精神活动受各种递质的调节作用，许多递质与锌有关；体内谷氨酸脱氢酶、谷氨酸脱羧酶等 120 多种酶均含锌，这些酶参加蛋白质和 DNA 聚合酶、RNA 聚合酶的合成与代谢过程，对体内许多生物化学功能有重要的作用并促进脑细胞发育完善，是儿童智能发育所必需的。若缺锌，则含锌酶的活性降低，从而妨碍核酸和蛋白质合成，导致体内多种代谢紊乱，还可使脑内谷氨酸（一种兴奋性神经递质）减少，而 γ - 氨基丁酸（一种抑制性神经递质）增加，从而使儿童脑功能异常、精神改变、生长发育减慢及智能发育落后。

儿童正处于生长发育时期，对锌的需要量相对较多，而膳食比

较单调，易发生锌的缺乏现象。偏食、厌食、喜甜食及动物性食物摄入不足是缺锌的主要原因。长期多汗、慢性腹泻、反复失血等可使锌丢失增加而使锌缺乏。锌缺乏的早期表现为食欲降低、异食癖，在皮肤和黏膜交界处及肢端常发生经久不愈的皮炎；持续时间长时可使患儿免疫功能下降而易于感染，生长发育迟缓，并影响智能的发育，因此应积极预防锌缺乏症。其预防主要包括如下几方面：①坚持平衡膳食是预防缺锌的主要措施。母乳尤其是初乳中含锌丰富，故婴儿期母乳喂养对预防缺锌具有重要意义。动物性食物不仅含锌丰富（3～5mg/100g），而且利用率高（40%～60%），坚果类（核桃等）含锌也较高，植物性食物中含锌低（1mg/100g），且利用率低（约10%），故食物中应注意保证动物性食物，如肝脏、瘦肉、鱼类等的供给量。②避免长期偏食、挑食及吃甜食、零食等不良饮食习惯。③患有慢性腹泻等疾病影响锌吸收，患有肾脏疾病等使锌排泄得过多，生长发育高峰期及疾病恢复期需锌量较高时应补给每日供给量的锌（每日元素锌供给量标准为0～6个月3mg，7～12个月5mg，1～10岁10mg，10岁以上15mg），并积极治疗原发病。④短时期或轻度的缺锌现象尚不致造成明显的神经元微结构的变化，且损害是可逆的，因此应注意观察缺锌的早期表现，如厌食等，及时发现，早期治疗，以避免缺锌对智能的影响。

任何一种微量元素的供给量都应适量，若过分地强调锌的摄入量，食入强化锌的食物过量会造成锌中毒，幼儿舔啮涂锌玩具时也可造成锌中毒。锌中毒可损害儿童学习、记忆等能力，对智能发育不利。

微量元素硒缺乏或过量会影响小儿智力发育吗

硒是维持人体正常生理功能的重要微量元素。硒被人体摄入后经肠道吸收，分布在肝、脾、肾及心脏等脏器中，硒与蛋白质结合并经血液运送到组织，硒参与构成谷胱甘肽过氧化物酶，可催化还原型的谷胱甘肽转变成氧化型谷胱甘肽，防止过氧化氢及氧化脂损害细胞。硒的这种功能可预防和治疗克山病和大骨节病已经广泛证实。有人研究微量元素与小儿智力发育的关系时发现，先天愚型患儿血浆硒浓度下降。还有研究证明，给断奶的小鼠喂养缺硒食物13周，结果发现小鼠脑硒水平降低13%。由此说明硒对大脑早期发育有一定意义。

先天愚型就是21–三体综合征，是由于染色体畸变所引起的先天性疾病，以智力发育落后为主要表现，患儿具有特殊面容和其他畸形，已经公认的引起本病的原因为母亲妊娠时年龄大（多在35岁以上），母亲怀孕期接触过放射线和某些化合物引起染色体畸变，或母亲在怀孕期间患病毒感染所致。缺硒与先天愚型的发病关系是否是母体怀孕期间缺硒引起染色体畸变还有待进一步研究。先天愚型患儿智力明显落后，对患儿及其家庭危害都较大，预防措施除母亲妊娠年龄不要过大，怀孕期间不要接触放射线或某些化学药物，预防病毒感染外，母亲怀孕期间要适当补充硒，防止硒缺乏，对预防本病可能有益。含硒丰富的食物有芝麻、动物内脏、大蒜、蘑菇、鲜贝、海参、鱿鱼、龙虾、猪肉、羊肉、金针菜、酵母等。

硒过量可干扰体内的甲基反应，导致维生素 B_{12} 和叶酸代谢紊乱，铁代谢失常可继发贫血，如不能及时治疗，对小儿智力发育也有影响。可增加饮食中蛋白质和维生素的摄入量，多吃牛奶、大豆、蛋、鱼和植物油等食品，可增加硒的排泄量，降低硒的毒性。

锰缺乏或中毒会影响小儿智力发育吗

锰是人体必需的微量元素之一。人体所摄取的锰在肠道内被吸收，主要分布在肌肉、肾脏和大脑内。锰是人体内多种酶的成分，在细胞代谢中有重要的作用，与人体健康关系十分密切。

当食物中锰摄入不足，食物中钙、磷、铁等成分过多干扰锰吸收，或消化道疾病干扰锰吸收，可引起锰缺乏。锰缺乏时可引起下列病变：①骨质疏松，骨骼畸形，软骨受损。中老年人出现疲劳乏力、腰酸背痛、牙齿早脱、易骨折等现象；儿童生长发育迟缓、骨骼畸形。②人体内的过氧化物歧化酶具有抗衰老作用，此酶内含有锰，锰缺乏时则无抗衰老作用。③人体内严重缺锰时可致不孕症，甚至出现死胎、畸形儿等；可使男性雄性激素分泌减少。④大脑的正常功能需要锰，锰缺乏时可致智力减退，儿童得多动症，甚至诱发癫痫和精神分裂症。锰缺乏对儿童最大的危害是干扰大脑发挥正常功能，使智力减退，患儿童多动症，诱发癫痫等，应注意防治。锰缺乏的防治主要是食疗，只要不偏食，一般无须额外补锰。孕妇、乳母和儿童应适当增加含锰的的食物，粗粮、核桃、花生、绿叶疏菜中锰含量均较高，儿童应适当多食，有利于智力发育，并防止多动症。

长期接触锰化合物可造成锰中毒。早期表现为疲乏无力、头昏、头痛、失眠、下肢无力、行走困难、走路晃动、步态不稳、后退困难。重度中毒还可出现言语障碍，讲话含糊不清、吐字困难、说话不连贯，常表现为"口吃"，还可出现肢体颤动，书写困难，字越写越小，表情呆滞，发笑不自然，记忆力减退，智力低下，情绪不稳定，常有冲动行为等。有的还出现发热和呼吸困难。由于锰中毒症状是由于锰过多使大脑中多巴胺合成减少所致，因此要防治锰中毒，防止锰污染饮食和环境接触是预防中毒的根本措施。锰中毒时应尽快到医院治疗，如果为饮食污染所致应先洗胃，然后导泻，驱锰治疗可用依地酸钙钠、二巯基丁二酸钠等，有肢体颤动者可用左旋多巴、金刚烷胺等。

钴缺乏或中毒对小儿智力发育有影响吗

钴是人体必需的微量元素。食物中含有的钴盐及维生素 B_{12} 中的钴主要通过十二指肠和回肠末端吸收。钴是维生素 B_{12} 的一种极其重要的组成成分，它必须以维生素分子的形式从体外摄入，从而才能被人体利用。因此微量元素钴的生理作用实际上是指维生素 B_{12} 的营养功效。

维生素 B_{12} 在肠道吸收，从血液中进入肝脏，然后又从血液进入造血器官，主要作用是促进血液红细胞成熟。当维生素 B_{12} 及钴缺乏时，核酸合成受阻，此时红细胞只体积增大却不能正常成熟，于是骨髓中出现巨幼红细胞，造成巨幼细胞性贫血。造成钴及维生素 B_{12} 缺乏的常见原因是多方面的，如摄入量不足、吸收不良、需要量增加而供给不足、体内代谢障碍等。发生巨幼红细胞性贫血时，小儿呈贫血貌，面色蜡黄，虚胖，面部轻度浮肿，头发稀而黄，重症还可出现心脏扩大及心脏杂音，肝脾肿大。还有神经、精神发育迟缓，表情呆滞，反应迟钝，嗜睡，智力减退，头和手足常不自主地颤抖，哭时泪少，无汗等。由于巨幼细胞贫血不仅有贫血表现，还可影响小儿神经精神发育，所以应防止钴及维生素 B_{12} 缺乏。小儿日常膳食要荤素搭配，不可偏食。蜂蜜和海产品中含钴量丰富，维生素 B_{12} 在动物肝、肾及蚌中含量高，其次在瘦肉、牛奶、蛋类、家禽中含量也较多。发生巨幼细胞性贫血时除多食上述食品外，还应使用维生素 B_{12} 肌肉注射治疗，同时加用叶酸可提高疗效。

使用钴盐（氯化钴）时，可能由于摄入量过量引起钴中毒，常表现为皮肤潮红、胸骨后疼痛、恶心、呕吐、耳鸣及神经性耳聋，还可出现红细胞增多症，重者导致缺氧紫绀、昏迷，甚至死亡，如治疗不及时，可直接或间接影响小儿智力发育。因此要严格掌握钴盐的使用剂量，出现胃肠道反应时立即停用。平时不要食用被钴污染的食物和饮水。发现钴中毒时应及时洗胃，口服豆浆、蛋清，服用半胱氨酸，维持体内水盐平衡，食物中增加蛋白质和维生素 C 的含量。

怎样预防小儿铜不足或过量

引起铜缺乏的常见原因是营养不良、长期腹泻、长期单靠乳类喂养及早产等。乳汁中含铜很少，长期单纯吃奶的婴儿易缺铜；初生婴儿体内铜量的一半是在妊娠最后 4 ~ 6 周从母体中获得的，故早产儿易缺铜。正常小儿每日需铜 80 μg/kg，肝脏、鱼类、牡蛎、坚果等含铜丰富，应保证供给。对于婴儿特别应注意辅食的添加，以保证婴儿从食物中获取足够的铜。对于缺铜的患儿，除增食含铜食物外，每日补充 0.5 ~ 1.0mg 铜（相当于 1% 硫酸铜溶液 0.25 ~ 0.5ml），注意剂量不能过大以免中毒；对于患肝豆状核变性的患儿，应及早给服青霉胺及硫酸锌，并避免含铜较高食物的供给，以预防其损害智力。

维生素B$_1$缺乏症会影响小儿智力吗

维生素 B$_1$ 缺乏症又名脚气病，以消化、神经、循环系统症状为主要表现。

维生素 B$_1$ 缺乏症的原因：①母乳喂养的婴儿常见病因是母亲饮食缺乏维生素 B$_1$。较大小儿饮食长期以精制米为主食，不及时加粗米，或煮饭时丢弃米汤，或切碎蔬菜浸泡过久，煮豆类加碱过多，

都可使维生素 B_1 损失，造成 B_1 缺乏。②小儿患腹泻、呕吐等病使维生素 B_1 吸收障碍。③长期发热，感染，代谢旺盛，对维生素 B_1 需要量增加，如不及时添加富含维生素 B_1 的食物，即可造成维生素 B_1 缺乏。

烟酸缺乏症会影响小儿智力吗

烟酸缺乏症俗称糙皮病。引起本病的原因主要是烟酸摄入量不足。食物中以瘦肉、豆类、鱼类、花生的含量较丰富，一般食物来源丰富，食品多样化，无偏食习性，无疾病者不会使烟酸缺乏。在以玉米为主食的地方，如动物蛋白缺乏，很容易发生糙皮病，甚至流行。小儿有偏食习惯、拒食肉类、食品单调可导致烟酸摄入不足而发病，怀孕期、哺乳期妇女需要量增加，如食物的质和量不能满足亦可发病。

烟酸缺乏症的表现，早期有食欲不佳、体重下降、乏力、腹泻或便秘，口腔有烧灼感，喉头痛，失眠。以后逐渐出现各系统症状。皮肤损害在身体暴露部位，开始为鲜红或紫红色斑片，重者红斑上发生水泡，糜烂，结痂，以后皮损为暗红色，棕红色，肿胀消退，皮肤脱屑变粗糙，留有色素沉着。神经症状有皮肤烧灼、麻木及疼痛感，还可有头晕、头痛、肌肉抽动，精神紊乱者可有精神错乱、忧郁失眠、淡漠等。重者不及时治疗可导致智力发育障碍，出现痴呆现象。

本病根据症状轻重给予口服或肌注烟酸或烟酰胺。口服复合维生素B补充B族维生素。给予高蛋白和富含烟酸的食物，如蛋、奶、肉类、豆类、新鲜蔬菜和水果。还应避光防止皮肤损害加重。

由于烟酸缺乏症严重者如治疗不及时可导致智力发育障碍，出现痴呆现象，因此应积极采取预防措施。哺乳的母亲应多食富含烟酸的食物，防止婴儿烟酸缺乏。较大小儿要平衡饮食，食品多样化，不要偏食，适当多食蛋、奶、肉类、豆类、新鲜蔬菜和水果等富含烟酸的食物，可有效地预防烟酸缺乏症。

维生素B_6缺乏病及依赖病对小儿智力有影响吗

维生素B_6是一种水溶性维生素，遇光或碱易破坏，不耐高温。维生素B_6广泛存在于动植物中，尤以肉、肝、肾、全麦、花生及大豆中含量为高。人奶、牛奶及谷类食物中都含有适当于人体需要的维生素B_6有效量。维生素B_6缺乏病由于食物烹调不当或品种过于单调所致。吸收不良也可致维生素 B_6 缺乏。

维生素 B_6 依赖综合征是一种先天代谢酶——犬尿氨酸酶的结构及功能缺陷，此时维生素 B_6 的需要量为正常小儿所需的 5 ~ 10 倍，极易使维生素 B_6 缺乏。

在婴儿期，维生素 B_6 缺乏病的主要表现为全身抽搐，导致智力迟钝，同时常伴有胃肠道症状，如呕吐、腹泻等。其他表现有末梢神经炎、皮炎及贫血等。

维生素 B_6 依赖综合征在婴儿出生后 3 小时至两周即可抽搐，同时还可出现贫血等表现。

预防措施主要是注意食物平衡，用高蛋白食物时，应加维生素 B_6，另外还要注意烹调方法，加热时间不宜太长，避免反复煮沸，以防影响维生素 B_6 的有效价值。婴儿期反复抽搐、贫血、慢性腹泻时应到医院住院确诊，诊断明确后应及早治疗，补充维生素 B_6，减少抽搐发生现象，减轻对小儿智力的影响。

维生素 B_{12} 缺乏所致的营养性巨幼细胞性贫血对小儿智力有影响吗

维生素 B_{12} 缺乏所致的营养性巨幼细胞性贫血故名思义就是维生

素 B_{12} 缺乏所致的贫血，血中红细胞较正常红细胞大，骨髓检查幼稚红细胞也比正常的幼稚红细胞大。

引起病儿体内维生素 B_{12} 缺乏的原因有从食物中所摄入的维生素 B_{12} 量少；慢性腹泻、局限性肠炎、手术切除回肠等肠道疾病引起的维生素 B_{12} 吸收不良；肝脏疾病影响维生素 B_{12} 储存；小儿生长发育快，维生素 B_{12} 需要量增大，而补充不足；严重感染，如肝炎时维生素 B_{12} 消耗增加。

维生素 B_{12} 是红细胞生成不可缺少的物质，维生素 B_{12} 缺乏时红细胞生成速度减慢，同时巨幼红细胞在骨髓中易破坏，进入外周血中寿命也较短，因而引起贫血。

维生素 B_{12} 缺乏所致的贫血在婴幼儿多见，急性感染常为诱因。病儿可出现面色蜡黄、疲倦无力、头发细黄干燥、颜面轻度浮肿、厌食、恶心、呕吐等症状。病儿还可出现表情呆滞、嗜睡、对外界反应迟钝、少哭、少笑、哭时泪少、不出汗、智力及动作发育落后，甚至倒退。还经常出现头部、肢体或全身颤抖等精神症状、神经症状。重病患儿可出现心脏扩大、心功能不全。

由于维生素 B_{12} 缺乏所致的贫血精神症状、神经症状较重，故应积极加以预防。小婴儿的母亲要多食动物食品，如肉类、肝、肾、海产品及禽蛋类等含维生素 B_{12} 较多的食品；较大婴幼儿可添加上述辅食；及时治疗腹泻及肝脏疾病；预防感染，有感染的小儿要补充维生素 B_{12}。如果小儿贫血，确诊为维生素 B_{12} 缺乏引起，可以肌注维生素 B_{12}，到血象恢复正常为止。同时注意防治感染，补充营养，恢复期应补充铁剂，防止铁缺乏。

缺铁性贫血会影响小儿智力发育吗

缺铁性贫血为体内储存铁缺乏，使血红蛋白合成减少所致。儿童处于生长发育阶段，无论机体的肌肉、骨骼或其他器官，对铁的需要量都比成人多。如果不及时补充，就会引起缺铁性贫血。严重缺铁时不仅发生贫血，也可引起体内含铁酶类缺乏，影响各个器官的功能，可出现胃肠道、心血管系统、神经系统功能障碍。缺铁时，可使婴儿脑细胞数减少或功能低下，贫血可使带氧不足，也可致脑等器官细胞缺氧，所以缺铁可影响小儿智力发育。

缺铁的原因有：①从母亲体内先天获得的铁不足；②生长发育过快，需要的铁多，但饮食中铁食入不够；③由于肠道疾病引起肠道出血，使铁丢失过多。

缺铁性贫血的小儿皮肤苍黄，口唇、眼睑苍白，疲乏无力，食欲下降，呕吐，腹泻；较大儿童可伴头晕、眼前发黑、耳鸣等，皮肤干燥，头发干枯易脱发。到医院检查医生可发现小儿呼吸、心跳增快，心脏可听到杂音，肝脏和脾脏肿大，查血可发现红细胞中血红蛋白减少，红细胞大小不等。严重缺铁性贫血小儿的智力、行为也有异常表现，易激动，喜怒，注意力不集中，对周围事物不关心，反应迟钝。

由于缺铁性贫血对儿童危害较大，所以要做好预防工作。母亲在怀孕期就要注意补充铁。出生后及时添加辅食，生后 4 个月即可添加蛋黄等，同时要预防感染。当小儿皮肤苍黄及口唇、眼睑苍白时要到医院检查，如确定为缺铁性贫血，在饮食补充的同时要在医生的指导下服用铁剂治疗贫血，防止发展成重度贫血，以免影响小儿的智力发育。

怎样预防婴儿期蛋白质不足

婴儿需要蛋白质的量相对较成人多，因为他们不但须补充蛋白质，而且还需要它增长和构成新组织。母乳喂养的婴儿，每公斤体重每日需要蛋白质 2.0g（100ml 母乳中蛋白质含量为 1.2g），而牛乳喂养者约需 3.5g（100ml 牛乳中蛋白质含量为 3.5g），其他代乳品或植物蛋白因其生物学价值较低，需要量更高，为每日每公斤体重 4.0g。

动物蛋白质所含氨基酸较植物蛋白质为优，故动物蛋白质为首选；米、麦等植物蛋白质缺乏赖氨酸，豆类蛋白质缺乏蛋氨酸和胱氨酸，故动物蛋白质供给不足时，混合多种植物蛋白质供给是恰当的。据此应根据婴儿喂养的具体食物类型，保证每日蛋白质供给，避免不足或过量，以预防蛋白质供给不当对智力发育的危害。

怎样恰当地供给婴幼儿必需的脂肪酸

母乳中含亚油酸高于牛乳 4 ~ 5 倍，其中各种脂肪酸的比例符合婴儿生长发育所需，故对于婴儿母乳为最佳食品。哺乳母亲进食不饱和脂肪酸含量高的膳食时，可供给含不饱和脂肪酸成分高的母乳，故乳母应注意进食含不饱和脂肪酸高的食品。牛乳中必需的脂肪酸含量少，且牛乳中含较多的乳酸，而乳酸会影响肝脏脂类代谢，故牛乳喂养儿应注意必需脂肪酸的供给量。亚油酸是必需脂肪酸的主要来源，植物油中以向日葵子油、大豆油、玉米油等中含量较多，动物脂肪中含量较少，故应保证植物油的供给量，一般亚油酸摄入量至少不低于总热量的 1%（脂肪所供的热量约为总热量的 35%），以保证必需脂肪酸的供给量。

怎样恰当地供给婴幼儿所需的碳水化合物

乳糖为乳类所含的糖，初生婴儿就能消化吸收，可应用于需要热量较高的婴儿。婴幼儿需要的碳水化合物相对比成人多，1岁以内婴儿每天每公斤体重需12g，2岁以上约需10g，并根据碳水化合物在热量中所占比例（约为50%）合理地调整饮食结构，是预防供给不当的重要措施。

如何保证幼儿期儿童智力发育所需的营养

出生后第二、三年为幼儿期，此期体格生长速度比婴儿期渐变缓慢，语言、行动和表达能力明显发展，能用人称代词，能控制大小便，乳牙出齐，在正确教养下可以开始养成卫生和劳动习惯，这些都是幼儿的特点。

体格及智力发育都有赖于合理的营养供给，而幼儿期也是智力发育的关键时期，故保证其营养所需更为重要。幼儿乳牙渐出齐，咀嚼能力及消化能力增强，可以吃多种食物，但其消化咀嚼能力仍较大儿童为差，故其食品应切碎煮烂，一般生硬、粗糙、过于油腻及带刺激性的食物对于幼儿不适宜，如含粗纤维多的蔬菜（黄豆芽、咸菜等）2 岁以下儿童不宜食用，2 ～ 3 岁可食少量，花生米及其类似食品因易误吞入气管应禁忌。根据幼儿消化特点安排膳食时应遵循如下原则：①要选择营养丰富，且适合幼儿的食品，例如绿叶蔬菜或鲜豆比淡色或根茎蔬菜好，粗粮比细粮好；应注意蛋白质及能量的供给量，蛋白质食品应尽量选择营养价值高的动物食品或大豆及其制成品。②品种要多样化，即能增进食欲，又可达到不同食物中营养素互补；花样品种经常变换能更好地兴奋食物中枢，引起胃液分泌，加强食欲，从而促进消化吸收，提高食物利用率。③要适合幼儿消化机能，食品应细软，避免应用质地粗硬的食品及刺激性食物、过于油腻的食品。④要注意烹调技术，并随季节、气候变化而变化，如冬季应注意保暖，夏季采用清淡凉爽的食物。另外，1 ～ 2 岁幼儿乳类仍为重要食品，以每日 500 ～ 600ml 为宜，2 ～ 3 岁每日可给 250 ～ 500ml，饮食次数每日 4 ～ 5 次，这些都是保证幼儿智力发育所必需的。

如何保证学龄前期儿童智力发育所需的营养

学龄前期指 3 ～ 6 岁的阶段，是儿童在幼儿园接受教育的时期，此期生长发育变慢，动作和语言能力均逐步提高，能跳跃、步登楼梯，又能唱歌画图，开始识字写字，社会集体活动增多，好奇多问，可塑性很强，是此期儿童的特点。

此期儿童虽生长发育比婴幼儿慢，但智力水平迅速发展，恰当的营养供给是保证其智力发育的前提。学龄前期儿童所需食物接近成人，但应除去刺激性食物及不易消化的食物，其食物种类和成人基本相同，一般包括谷类、蔬菜类、豆类、肉类、蛋类及水果类等。应注意维持食物成分平衡，食谱应包括各种营养的食品，尤其应注意优质蛋白质（动物类及豆类）、微量元素（铁、锌等）及维生素的含量，一日三餐加午点，以保证良好的生长发育及智力的发育，并应注意避免偏食、吃零食等不良饮食习惯。

此期应特别重视儿童的食欲：食欲对消化腺有强有力的刺激作用，有了食欲才能保证食物正常消化和吸收；忽略食欲，虽有合理和平衡的膳食，效果也不佳。愉快的环境及气氛可以增进食欲，食物不合适，饮食不按时，吃零食多（如奶糖、巧克力等易有饱腹感），情绪太紧张（如父母闹矛盾、批评责罚儿童过多及强迫儿童进食），游戏太少（大肌肉活动不够），兴奋过度（过多地看电视）等，都可影响大脑皮质，使食欲减退，发生营养障碍，以至影响智力发育。另外，应特别注意，小儿进食不可勉强，强迫进食最易引起反抗心理，反而形成神经性厌食。